Terapia Nutricional na Alergia Alimentar em Pediatria

2ª edição

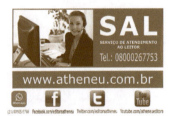

Terapia Nutricional na Alergia Alimentar em Pediatria

2ª edição

Renata Rodrigues Cocco
Raquel Bicudo Mendonça
Roseli Oselka Saccardo Sarni
Fabíola Isabel Suano de Souza
Dirceu Solé

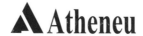

EDITORA ATHENEU

São Paulo	Rua Avanhandava, 126 – 8º andar Tel.: (11) 2858-8750 E-mail: atheneu@atheneu.com.br
Rio de Janeiro	Rua Bambina, 74 Tel.: (21) 3094-1295 E-mail: atheneu@atheneu.com.br

CAPA: Equipe Atheneu
PRODUÇÃO EDITORIAL: MKX Editorial

CIP-BRASIL. CATALOGAÇÃO NA PUBLICAÇÃO
SINDICATO NACIONAL DOS EDITORES DE LIVROS, RJ

T293
2. ed.

Terapia nutricional na alergia alimentar em pediatria / editores
Renata Rodrigues Cocco... [et al.] ; colaboração Ana Carolina Rozalem
Reali ... [et al.]. - 2. ed. - Rio de Janeiro : Atheneu, 2019.
248 p. ; 21 cm.

Inclui bibliografia e índice
ISBN 978-85-388-1035-3

1. Alergias a alimentos. 2. Alergias a alimentos - Dietoterapia.
3. Alergia a alimentos – Pediatria. I. Cocco, Renata Rodrigues. II. Reali,
Ana Carolina Rozalem.

19-58764

CDD: 618.92975
CDU: 616-053.2:613.2

Leandra Felix da Cruz – Bibliotecária – CRB-7/6135
26/07/2019   06/08/2019

COCCO, R.R.; MENDONÇA, R.B.; SARNI, R.O.S.; SOUZA, F.I.S.; SOLÉ, D.
Terapia Nutricional na Alergia Alimentar em Pediatria – 2ª edição.

©*Direitos reservados à Editora ATHENEU – São Paulo, Rio de Janeiro, 2019*

EDITORES

Renata Rodrigues Cocco
Pediatra. Alergista e Imunologista. Doutora em Ciências Médicas pela Universidade Federal de São Paulo (Unifesp). Pesquisadora Associada à Disciplina de Alergia e Imunologia da Unifesp.

Raquel Bicudo Mendonça
Nutricionista graduada pela Universidade Estadual de São Paulo (Unesp). Doutora em Ciências Aplicadas à Pediatria pela Universidade Federal de São Paulo (Unifesp). Pesquisadora Associada à Disciplina de Alergia, Imunologia Clínica e Reumatologia do Departamento de Pediatria da Unifesp.

Roseli Oselka Saccardo Sarni
Professora Titular e Livre-Docente da Disciplina de Clínica Pediátrica no Centro Universitário Saúde ABC da Faculdade de Medicina do ABC (FMABC). Médica-Assistente e Pesquisadora Associada da Disciplina de Alergia, Imunologia Clínica e Reumatologia do Departamento de Pediatria da Universidade Federal de São Paulo (Unifesp).

Fabíola Isabel Suano de Souza
Pediatra com Área de Atuação em Nutrologia Pediátrica e Terapia Nutricional Enteral e Parenteral Pediátricas. Professor-Adjunto do Departamento de Pediatria da Escola Paulista de Medicina da Universidade Federal de São Paulo (EPM/Unifesp). Professor Auxiliar do Departamento de Pediatria da Faculdade de Medicina do ABC (FMABC).

Dirceu Solé

Professor Titular e Livre-Docente da Disciplina de Alergia, Imunologia Clínica e Reumatologia do Departamento de Pediatria da Escola Paulista de Medicina da Universidade Federal de São Paulo (EPM/Unifesp). Diretor Científico da Associação Brasileira de Alergia e Imunologia (ASBAI) e da Sociedade Brasileira de Pediatria (SBP).

COLABORADORES

Ana Carolina Rozalem Reali
Médica Pediatra. Alergista, Imunologista e Mestre em Ciências Aplicadas à Pediatria pela Escola Paulista de Medicina da Universidade Federal de São Paulo (EPM/Unifesp).

Ana Paula Moschione Castro
Médica Assistente da Unidade de Alergia e Imunologia Instituto da Criança do Hospital das Clínicas da Faculdade de Medicina da Universidade de São Paulo (ICr-HCFMUSP). Especialista em Alergia e Imunologia pela Associação Médica Brasileira (AMB). Mestre e Doutora em Ciências pela FMUSP.

Antonio Carlos Pastorino
Doutor em Ciências pela Faculdade de Medicina da Universidade de São Paulo (FMUSP). Chefe da Unidade de Alergia e Imunologia – Departamento de Pediatria do Hospital das Clínicas da FMUSP (HCFMUSP).

Elaine Cristina de Almeida Kotchetkoff
Graduada em Nutrição pelo Centro Universitário das Faculdades Metropolitanas Unidas (UniFMU). Atualização Pediátrica pela Escola Paulista de Medicina da Universidade Federal de São Paulo (EPM/Unifesp). Mestre e Doutoranda em Ciências Aplicadas à Pediatria pela EPM/Unifesp.

Glauce Hiromi Yonamine
Nutricionista pela Faculdade de Saúde Pública da Universidade de São Paulo (FSP-USP). Nutricionista das Unidades de Alergia, Imunologia e Gastroenterologia do Instituto da Criança do Hospital das Clínicas da Faculdade de Medicina da USP (ICr-HCFMUSP). Mestre em Ciências pelo Departamento de Pediatria da FMUSP.

Itana Gomes Alves Andrade

Bacharel em Nutrição pela Universidade Federal de Sergipe (UFS). Mestre e Doutoranda em Pediatria e Ciências Aplicadas à Pediatria pela Escola Paulista de Medicina da Universidade Federal de São Paulo (EPM/Unifesp).

Júlia Rosental de Souza Cruz

Bacharel em Nutrição pela Universidade Federal de Alfenas (UNIFAL). Mestre em Ciências pelo Programa de Pós-Graduação em Pediatria e Ciências Aplicadas à Pediatria pela Escola Paulista de Medicina da Universidade Federal de São Paulo (EPM/Unifesp).

Juliana Fernandez Santana e Meneses

Nutricionista. Mestre e Doutoranda em Ciências Aplicadas à Pediatria pela Escola Paulista de Medicina da Universidade Federal de São Paulo (EPM/Unifesp) – Departamento de Pediatria.

Lucila Camargo Lopes de Oliveira

Mestre e Doutora em Ciências pela Universidade Federal de São Paulo (Unifesp). Especialista em Alergia e Imunologia pela Associação Brasileira de Alergia e Imunologia (ASBAI) e pela Academia Europeia de Alergia e Imunologia Clínica (EAACI).

Lucila Pereira

Nutricionista. Especialista em Nutrição em Oncologia Pediátrica pelo Instituto de Oncologia Pediátrica – Grupo de Apoio ao Adolescente e à Criança com Câncer/Universidade Federal de São Paulo (IOP-GRAAC/Unifesp). Mestranda do Ambulatório de Alergia, Imunologia e Reumatologia Pediátrica pelo Departamento de Pediatria e Ciências Aplicadas à Pediatria da Escola Paulista de Medicina da Unifesp (EPM/Unifesp).

Marcela Duarte de Sillos
Pediatra Gastroenterologista do Ambulatório de Alergia Alimentar da Disciplina de Gastroenterologia Pediátrica do Departamento de Pediatria da Escola Paulista de Medicina da Universidade Federal de São Paulo (EPM/Unifesp). Especialista em Pediatria com Certificado de Área de Atuação em Gastroenterologia Pediátrica pela Associação Médica Brasileira (AMB), Sociedade Brasileira de Pediatria (SBP) e Federação Brasileira de Gastroenterologia (FBG).

Márcia Carvalho Mallozi
Professora-Assistente Doutora do Departamento de Pediatria da Faculdade de Medicina do ABC (FMABC). Pesquisadora Associada Médica e Coordenadora do Ambulatório de Alergia da Disciplina de Alergia, Imunologia Clínica e Reumatologia do Departamento de Pediatria da Escola Paulista de Medicina da Universidade Federal de São Paulo (EPM/Unifesp).

Mauro Batista de Morais
Professor Titular da Disciplina de Gastroenterologia Pediátrica da Escola Paulista de Medicina da Universidade Federal de São Paulo (EPM/Unifesp). Orientador do Programa de Pós-Graduação em Pediatria e Ciências Aplicadas à Pediatria da EPM/Unifesp. Orientador do Programa de Pós-Graduação em Nutrição (Mestrado e Doutorado) da EPM/Unifesp. Presidente do Departamento Científico de Gastroenterologia da Sociedade Brasileira de Pediatria (SBP). Pós-Doutorado no Baylor College of Medicine, com apoio do Conselho Nacional de Desenvolvimento Científico e Tecnológico (CNPq).

Mauro Sergio Toporovski
Professor responsável pela Disciplina de Gastroenterologia Pediátrica da Faculdade de Ciências Médicas da Santa Casa de São Paulo (SCSP). Membro do Departamento de Gastroenterologia Pediátrica da Sociedade Brasileira de Pediatria (SBP). Membro do Departamento de Gastroenterologia Pediátrica da Sociedade de Pediatria de São Paulo (SPSP).

Patrícia da Graça Leite Speridião

Professora-Associada do Departamento de Saúde, Educação e Sociedade e Docente do Curso de Nutrição da Universidade Federal de São Paulo (Unifesp) – Campus Baixada Santista. Orientadora do Programa de Mestrado em Alimentos, Nutrição e Saúde da Unifesp – Campus Baixada Santista. Vice-Coordenadora do Curso de Especialização em Gastroenterologia Pediátrica para Nutricionistas da Disciplina de Gastroenterologia Pediátrica da Escola Paulista de Medicina da Unifesp (EPM/Unifesp).

Renata Magalhães Boaventura

Nutricionista pelo Centro Universitário das Faculdades Metropolitanas Unidas (UniFMU). Mestre em Ciências Aplicadas à Pediatria pela Universidade Federal de São Paulo (Unifesp).

Roseani da Silva Andrade

Nutricionista e Farmacêutica pela Universidade Federal do Pará (UFPA). Especialista em Nutrição Clínica pela Faculdade São Camilo. Mestre em Neurociências e Biologia Celular pela UFPA. Doutoranda em Ciências Aplicadas à Pediatria pela Escola Paulista de Medicina da Universidade Federal de São Paulo (EPM/Unifesp). Professora--Adjunta I das Disciplinas Dietoterapia, Prática em Nutrição Clínica e Nutrição no Ciclo da Vida I na Faculdade de Nutrição da UFPA.

Talita Lemos Neves Barreto

Nutricionista. Mestre em Ciências pela Escola Paulista de Medicina da Universidade Federal de São Paulo (EPM/Unifesp). Especialista em Saúde da Família pela EPM/Unifesp. Pós-Graduanda no Nível de Doutorado da Disciplina de Alergia, Imunologia Clínica e Reumatologia do Departamento de Pediatria da EPM/Unifesp.

Vera Lucia Sdepanian

Professor-Adjunto da Disciplina de Gastroenterologia Pediátrica Escola Paulista de Medicina da Universidade Federal de São Paulo (EPM/Unifesp). Vice-Chefe da Disciplina de Gastroenterologia Pediátrica da EPM/Unifesp. Mestre em Pediatria pela EPM/Unifesp. Mestre em Gastroenterologia Pediátrica e Nutrição pela Universidad Internacional de Andalucía, Espanha. Doutora em Medicina pela EPM/Unifesp. Pós-Doutorado no Departamento de Gastroenterologia Pediátrica da University of Maryland, Baltimore (EUA). Orientadora do Programa de Pós-Graduação em Pediatria e Ciências Aplicadas à Pediatria da EPM/Unifesp. Supervisora do Programa de Residência Médica em Gastroenterologia Pediátrica na EPM/Unifesp. Presidente do Departamento de Gastroenterologia da Sociedade de Pediatria de São Paulo (SPSP). Presidente da Associação Paulista Pediátrica de Gastroenterologia, Hepatologia e Nutrição (APPGHN).

Wellington Douglas Rocha Rodrigues

Nutricionista. Mestre em Ciências pela Escola Paulista de Medicina da Universidade Federal de São Paulo (EPM/Unifesp). Especialista em Nutrição Clínica em Pediatria pelo Instituto da Criança do Hospital das Clínicas da Faculdade de Medicina da Universidade de São Paulo (ICr-HCFMUSP). Graduado em Nutrição pelo Centro Universitário das Faculdades Metropolitanas Unidas (UniFMU).

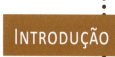

INTRODUÇÃO

A participação dos alimentos em reações imunológicas é fato constatado e crescente nas últimas décadas, com representatividade quase epidêmica em todo o mundo. Novas manifestações clínicas, no entanto, surpreendem até mesmo os profissionais mais experientes no assunto: diferentes fenótipos da doença, retardo na aquisição de tolerância oral e um número cada vez maior de alérgenos são continuamente descritos.

Proteínas alimentares previamente responsáveis por reações entre a faixa etária infantil acometem adultos e vice-versa. Mecanismos fisiopatológicos ainda desconhecidos permeiam sintomas imediatos e tardios. Órgãos e sistemas anteriormente pouco acometidos são alvos da inflamação eosinofílica. Alergias iniciadas na infância podem não ser remitidas até a segunda década de vida. Intervenções com objetivo de prevenir seu desenvolvimento são escassas.

Em vista disso, supõe-se que a alergia a alimentos é uma doença em evolução e o tratamento definitivo ainda está distante de ser alcançado. A restrição dietética adequada é a única forma de prevenir reações potencialmente graves e permitir aporte nutricional apropriado, especialmente na criança em desenvolvimento.

O conhecimento ainda é a melhor forma de se lidar com a doença. Para isso, o objetivo desta atualização é levar informações sobre quando suspeitar de alergia alimentar e, acima de tudo, como evitar diagnósticos desnecessários. E, frente ao correto diagnóstico, o melhor modo de conduzir o manejo dietético.

Boa leitura!

Renata Rodrigues Cocco
Dirceu Solé

PREFÁCIO

Nas últimas décadas, verificamos um aumento expressivo na prevalência de doenças alérgicas, como a alergia alimentar, em vários países do mundo, incluindo o Brasil. Fatores ambientais, incluindo o meio intrauterino, modificações de hábitos alimentares e do estilo de vida contribuíram para o incremento.

Inúmeras publicações aprimoram o conhecimento da fisiopatologia e de instrumentos para aperfeiçoar o diagnóstico e o tratamento sob várias formas.

Ao contrário de outras condições alérgicas, porém, a alergia alimentar não prescinde apenas de medicamentos para seu controle. A dieta de exclusão com substituição apropriada dos alimentos responsáveis pelas reações consiste na única forma atual disponível de tratamento, até que novos manejos terapêuticos sejam aprovados e consolidados.

A terapia nutricional deve ser intimamente incorporada aos cuidados adequados para o paciente com alergia alimentar, para que as dietas de restrição não venham a se tornar um motivo a mais de perpetuação da doença. Também há grande preocupação com a qualidade de vida, socialização e inclusão das crianças e adolescentes com alergia alimentar em vários ambientes.

O presente livro foi elaborado por uma equipe de profissionais experientes e embasados pela literatura atual. A proposta é sistematizar o atendimento nutricional envolvendo o diagnóstico com base no teste de provocação oral e a terapia nutricional em diferentes escopos clínicos no tratamento da alergia alimentar.

As orientações seguras ministradas regularmente aos pacientes e suas famílias podem assegurar o melhor controle da doença e a prevenção de complicações em curto e longo prazo, tais como desnutrição, baixa estatura, obesidade e transtornos do comportamento alimentar, dentre outras.

Dirceu Solé
Renata Rodrigues Cocco

SUMÁRIO

1. Diagnóstico e avaliação da tolerância aos alimentos na alergia alimentar: como realizar?, 1
   Raquel Bicudo Mendonça
   Renata Magalhães Boaventura
   Antonio Carlos Pastorino
   Ana Paula Moschione Castro

2. Terapia nutricional: etapas envolvidas, 19
   Glauce Hiromi Yonamine
   Roseli Oselka Saccardo Sarni

3. Alergia ao leite de vaca, 39
   Fabíola Isabel Suano de Souza
   Elaine Cristina de Almeida Kotchetkoff
   Glauce Hiromi Yonamine

4. Alergia ao ovo, 53
   Lucila Camargo Lopes de Oliveira
   Itana Gomes Alves Andrade

5. Alergia a amendoim e castanhas, 63
   Renata Rodrigues Cocco
   Ana Carolina Rozalem Reali
   Elaine Cristina de Almeida Kotchetkoff

6. Alergia a peixes e frutos do mar, 71
   Ana Carolina Rozalem Reali
   Raquel Bicudo Mendonça
   Renata Rodrigues Cocco

XVIII Terapia Nutricional na Alergia Alimentar em Pediatria

7. Alergia ao trigo, intolerância ao glúten e doença celíaca: diferenças clinicolaboratoriais, 83
   Vera Lucia Sdepanian

8. Alergia a múltiplos alimentos: dermatite atópica, 101
   Raquel Bicudo Mendonça
   Roseani da Silva Andrade
   Márcia Carvalho Mallozi

9. Alergia a múltiplos alimentos: esofagite eosinofílica, 115
   Patrícia da Graça Leite Speridião
   Mauro Batista de Morais
   Marcela Duarte de Sillos

10. Síndrome da enterocolite induzida por proteínas alimentares: FPIES, 129
    Mauro Sergio Toporovski
    Juliana Fernandez Santana e Meneses
    Renata Rodrigues Cocco

11. Interpretação da reatividade cruzada entre os alimentos, 139
    Lucila Camargo
    Renata Rodrigues Cocco

12. Prevenção das alergias alimentares, 145
    Roseli Oselka Saccardo Sarni
    Renata Rodrigues Cocco
    Júlia Rosental de Souza Cruz

13. Recomendações nutricionais, 149
    Wellington Douglas Rodrigues
    Talita Lemos Neves Barreto
    Lucila Pereira

Anexos, 179

Elaine Cristina de Almeida Kotchetkoff
Renata Boaventura Magalhães
Raquel Bicudo Mendonça

Índice Remissivo, 213

Diagnóstico e Avaliação da Tolerância aos Alimentos na Alergia Alimentar: Como Realizar?

1

Raquel Bicudo Mendonça
Renata Magalhães Boaventura
Antonio Carlos Pastorino
Ana Paula Moschione Castro

O teste de provocação oral (TPO) em alergia alimentar (AA) representa uma ferramenta extremamente útil não só para a confirmação diagnóstica da doença, mas também para constatar a tolerância ao alimento.

Embora tenha havido grande evolução nos métodos laboratoriais, o teste de provocação oral duplo-cego e placebo controlado (TPODCPC) se mantém como o padrão ouro para o diagnóstico da AA. Variações desse teste, como a provocação aberta, têm sido consideradas como estratégia possível em crianças pequenas, que apresentaram manifestações bem objetivas, ou nos casos de avaliação de tolerância oral, desde que adequadamente conduzidos.

Diagnóstico de Alergia Alimentar

O diagnóstico de AA é realizado por meio de uma anamnese detalhada em busca de informações referentes à presença de atopia pessoal ou familiar, ao alimento desencadeante, ao intervalo entre a ingestão e a aparecimento dos sintomas e às reincidências. O exame físico auxilia a investigação diagnóstica, possibilitando avaliar o estado nutricional da criança, bem como a presença de sinais de outras doenças atópicas concomitantes.

Para a confirmação do diagnóstico de AA, a avaliação laboratorial complementa as informações obtidas na anamnese, sendo importante destacar que nenhuma alteração laboratorial é patognomônica de AA, sendo necessária cuidadosa avaliação do médico. Para a investigação de quadros clínicos que sugerem o

2 Terapia Nutricional na Alergia Alimentar em Pediatria

envolvimento de mecanismo imunológico não mediado pela imunoglobulina E (IgE), o teste de contato de leitura tardia (*atopy patch test*) aparece como opção, consistindo de uma variação do mesmo procedimento utilizado no diagnóstico de dermatite de contato. Mas vale ressaltar que, no caso das AA, esse método ainda carece de padronização. Há dificuldade em se estabelecer se o alimento é aplicado na forma cozida ou liofilizada e qual o melhor tempo para leitura de resultados. Para os casos que sugerem mecanismo celular com o comprometimento do trato gastrintestinal, podem ser necessários exames endoscópicos com biópsias para avaliação anatomopatológica.

Os principais exames laboratoriais disponíveis para a prática clínica são os direcionados à avaliação de mecanismos mediados por IgE. A pesquisa de IgE específica ao alimento pode ser realizada através de teste *in vivo* (teste de puntura ou *prick test*)[1] ou teste *in vitro* de dosagem de IgE específica através de diversas técnicas, sendo o ImmunoCAP® o mais comum.[2] É importante destacar que exames para a pesquisa de IgE específica com resultados positivos indicam apenas sensibilização.

O diagnóstico de certeza de AA ocorre quando o paciente ingere o alimento, permanece em observação e apresenta manifestações clínicas compatíveis com AA, por isso a importância do TPO. Exceção feita ao diagnóstico de anafilaxia por alimentos, onde a história clínica sugestiva e a pesquisa de IgE específica positiva eximem o paciente da realização do teste. Portanto, a confirmação de AA pode ser realizada através de TPO, sendo o TPODCPC considerado o padrão ouro.

Testes de Provocação Oral

Como já foi destacado, os TPOs são importantes para o diagnóstico de AA, especialmente quando reproduzem as manifestações clínicas apresentadas após o contato com determinado alimento. Como são métodos *in vivo*, dependem das condições clínicas do paciente e devem ser realizados em locais equipados para atendimento de possíveis reações graves, sempre sob supervisão médica em tempo integral. Os TPOs são necessários, pois testes *in vivo* e *in vitro*, principalmente quando positivos, podem apresentar imprecisões diagnósticas que fazem com que até 89% das crianças diagnosticadas com AA por esses métodos possam reintroduzir o alimento à sua dieta após o TPO.[3,4]

Os TPOs podem ser realizados de forma aberta ou fechada (simples cego ou duplo cego controlados por placebo).

Teste de provocação oral aberto (TPO)

O TPO aberto é aquele em que o alimento é oferecido em sua forma natural, com o conhecimento do paciente e/ou de seus responsáveis e do médico.

Por ser mais prático, o TPO aberto é realizado com mais frequência na prática clínica.[3] Por isso, apesar do TPODCPC ser o padrão ouro para o diagnóstico de AA desde sua introdução em 1976, recentemente o TPO aberto tem se tornado uma alternativa aceitável, de acordo com American Academy of Allergy Asthma and Immunology Work Group Report (2009) e com o National Institutes of Health/National Institute of Allergy and Infectious Diseases Food Allergy Guidelines (2010).[5]

A escolha do método é feita mediante a história clínica do paciente e seus exames laboratoriais.

Há duas grandes oportunidades de realização do TPO aberto:

- Quando a chance do resultado negativo é grande; ou
- Quando a criança é demasiadamente pequena e os sintomas referidos são bastante objetivos, como quadros de urticária ou angioedema.

A primeira situação pode ser ilustrada quando se constata que indivíduos em dieta de exclusão do alimento suspeito apresentam relatos de transgressões e ausência de sintomas. Em outras palavras, o TPO aberto é especialmente útil quando se pretende afastar a hipótese de AA ou verificar a aquisição de tolerância ao alimento após longo período de dieta de exclusão.[6,7]

Angioedema, urticaria e vômitos imediatos estão entre os sintomas objetivos referidos pelos pais ou paciente que podem justificar a realização de um TPO aberto, em ambiente hospitalar, para diagnóstico ou avaliação de tolerância.[8-10] Entendem-se por sintomas objetivos aqueles que sejam facilmente observados e/ou graves, ou insistentes, ou reprodutíveis.[11] Em crianças menores de 1 ano, raramente sintomas subjetivos estão envolvidos e, portanto, o TPO aberto pode ser usado com a mesma confiabilidade atribuída ao TPODCPC.[12] Sintomas subjetivos são aqueles que podem ser influenciados por fatores psicológicos, como aversão ao alimento ou ansiedade. Como exemplos, podem ser citados: dor ou desconforto abdominal, náuseas, vômito, mal-estar geral, palpitação, exacer-

4 Terapia Nutricional na Alergia Alimentar em Pediatria

bação de prurido cutâneo (no caso de dermatite atópica), prurido labial, prurido em orofaringe, queimação na língua, sensação de aperto na garganta, dificuldade em engolir e outros sintomas, como sonolência e irritabilidade.[11-13] É importante considerar que, enquanto um resultado claramente negativo afasta a hipótese de AA, um resultado positivo apenas com sintomas subjetivos pode necessitar de confirmação posterior por provocação oral através de teste cego.[5,14]

Segundo a Academia Europeia de Alergia e Imunologia Clínica (EAACI), o TPO aberto pode ser aplicado em crianças de até 3 anos de idade.[9]

Outra possível indicação do TPO aberto é sua realização para introdução de novos alimentos em crianças sensibilizadas a eles, mas que ainda não tenham sido expostas.[7]

O TPO aberto é considerado eficiente, relativamente mais barato, dispensa a realização de preparações culinárias complexas e apresenta logística fácil para a realização em consultório.[5] A execução por pessoal treinado deve ser sempre considerada.[7]

Como realizar o TPO aberto

Alimento ofertado

Os alimentos usados em TPO aberto podem ser trazidos de casa pelo familiar do paciente, após orientação, ou preparados no local. O local envolvido na preparação do alimento deve ser limpo e livre de risco de contato cruzado com outros alimentos que possam causar reações no paciente.[6]

O processamento deve ser ajustado de acordo com a estabilidade e a alergenicidade do alimento em questão. Tratamento térmico, aquecimento ou cozimento mudam a conformação da proteína e podem resultar em mudanças na sua alergenicidade. Essa tolerância a alimentos cozidos não prediz uma tolerância a alimentos menos cozidos.[7]

Para o TPO aberto, sugere-se oferecer o alimento na forma e quantidade habitualmente consumida, de acordo com a idade.[9,13,15] Para os alérgenos alimentares mais comuns, como leite e ovo, 3 g de proteína desses alimentos seria suficiente.[16] A quantidade total de alimento a ser administrada é de aproximadamente 8 a 10 g de alimento desidratado, 16 a 20 g de carne ou peixe e 100 mL de alimentos fluidos.[6,7] As porções recomendadas dos alimentos comumente testados e de outros alimentos para a realização do TPO aberto podem ser consultadas no Capítulo 14 (**Anexo 4**).

Dose inicial

Alguns autores sugerem que a dose inicial seja menor do que a necessária para deflagrar sintomas na criança, de acordo com o referido pelos responsáveis na história clínica.[8,9,15]

Doses progressivas

As doses devem ser aumentadas progressivamente, sendo dobradas[6,8,9,15] ou seguindo uma escala logarítmica.[6,8,9] Há, ainda, outras propostas de progressão das doses, como as descritas na **Tabela 1.1**.

Tabela 1.1 Exemplos de esquemas propostos para administração das doses incrementais em testes de provocação oral com alimentos	
Referência	**Doses incrementais**
Bock et al., 1988,[8] Sampson, 1999[17]	Dobrar
Bindslev-Jensen, 2001[15] Bindslev-Jensen et al., 2004[9] Nowak-Wegrzyn et al., 2009[6]	Dobrar ou seguir escala logarítmica 1-3-10-30-100 mL
Sicherer, 1999[18]	6 doses: 1-4-10-20-20-20-25%*
Nowak-Wegrzyn et al., 2009[6]	0,1-0,5-1-4-10-20-20-20-24,4%* Dividir o alimento em 3 porções iguais
Mendonça et al., 2011[19]	1-4-10-15-20-25-25 mL
Gushken et al., 2013[20]	1**-5-10-15-25-25 mL e fase aberta com 200 mL

* Porcentagem relativa à quantidade total ofertada do alimento em mL ou g.
** Início com 1 mL em pacientes com história pregressa de sintomas graves.

Tempo de intervalo entre as doses

O tempo de intervalo entre as doses, recomendado por grande parte dos autores, varia de 15 a 60 minutos, mas vale destacar que intervalos longos podem facilitar resultados falso negativos (Tabela 1.2).

Em artigo de revisão publicado por Bindslev-Jensen et al.,[8,9] relatou-se que a maioria dos sintomas ocorreu entre 3 e 15 minutos após a ingestão do alimento testado. Em estudo realizado no Brasil, no qual crianças foram submetidas ao TPO aberto com leite de vaca, Mendonça et al.[19] observaram que o tempo médio entre a ingestão do alimento e o aparecimento do sintoma foi de 15 minutos. De qualquer maneira, o tempo de intervalo pode ser ajustado de acordo com a história.[7]

Tabela 1.2. Intervalo de tempo entre as doses de alimentos administradas durante o teste de provocação oral	
Referência	Intervalo de tempo entre as doses (minutos)
Bindslev-Jensen et al., 2004[9]	15-30
Bock et al., 1988[8] Bindslev-Jensen, 2001[15]	15-60
Nowak-Wegrzyn et al., 2009[6]	30-60
Niggemann, Beyer, 2007[14]	30

Teste de provocação oral simples cego

No TPO simples cego, tanto o paciente quanto o acompanhante desconhecem em que momento o alimento está sendo oferecido, uma vez que ele é adicionado a um veículo, um material que acomoda o alimento a ser testado e tem a função de mascarar seu odor, sabor, textura e cor. Dessa forma, evita-se a autossugestão ou, no caso de crianças pequenas, a sugestão do acompanhante.

Teste de provocação oral duplo-cego placebo controlado

Dentre todos os exames disponíveis, o TPODCPC é o método mais confiável para o diagnóstico de AA.[6] Sua metodologia evita a "sugestão" tanto do paciente e responsável quanto do médico que acompanha o exame, pois todos desconhecem o momento em que o alimento é oferecido. Na literatura, existe uma grande variabilidade em relação ao protocolo a ser adotado:

- Dose total (8 g a 20 g do alimento liofilizado);
- Intervalo entre as doses variando de 10 a 30 minutos;
- Intervalo entre as duas fases (placebo/alimento) de 2 horas a 7 dias.

Na Unidade de Alergia e Imunologia do Instituto da Criança do Hospital das Clínicas da Faculdade de Medicina da Universidade de São Paulo (ICr-HCFMUSP), foi realizado um estudo para implementação de um protocolo para o TPODCPC para o leite de vaca.[20] O esquema preconizado é uma adaptação do sugerido por Williams e Bock.[21] (**Figura 1.1**)

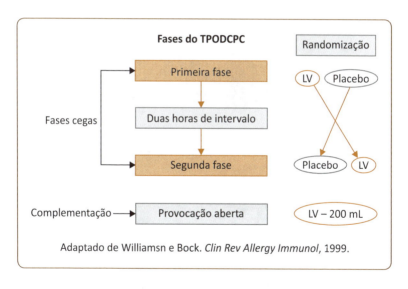

FIGURA 1.1. – *Fases do TPODCPC para o leite de vaca.*

8 Terapia Nutricional na Alergia Alimentar em Pediatria

O TPODCPC necessita de condições mínimas para que possa ser realizado (**Figura 1.2**), que inclui local adequado e equipe treinada, destacando-se:
- Enfermarias confortáveis (permitindo a permanência do paciente e seu acompanhante por tempo prolongado), com iluminação e ventilação adequadas;
- Condições para atividades lúdicas;
- Copa apropriada e próxima;
- Unidade de Terapia Intensiva próxima.

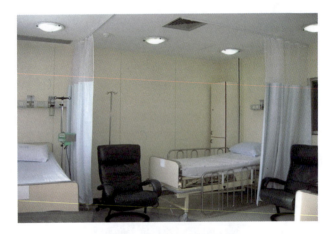

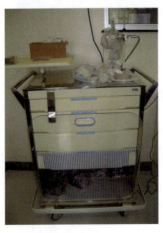

Figura 1.2. – *Enfermaria com materiais para a realização do Teste de Provocação Oral para alimentos.*

Equipe

- Deve ser multidisciplinar (nutricionista, médico, equipe de enfermagem) capacitada para a execução do exame e para o atendimento de reações graves.

Materiais

- Equipamentos e drogas para o atendimento de casos de reações graves;
- Materiais para o preparo, conservação e administração do teste: seringas, recipientes, veículo, alimento a ser testado (dando-se preferência por sua forma de apresentação natural), geladeira, forno micro-ondas. Nos testes cegos, para evitar a contaminação cruzada, as porções devem ser preparadas e armazenadas em tempos diferentes, utilizando-se materiais descartáveis. Nesses casos, devem ser utilizados recipientes opacos para líquidos, tais como copos com tampa e canudo (**Figura 1.3**).

Dentre as dificuldades que limitam a aplicação do TPO, a baixa aceitação dos alimentos ou preparações oferecidas se destaca, principalmente quando o teste é realizado com crianças. Além disso, em um TPODCPC surge a dificuldade de mascarar o alimento a ser

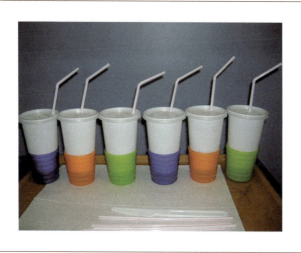

FIGURA 1.3. – *Recipientes para a realização de TPO Simples Cego e Duplo--Cego Placebo controlado.*

10 Terapia Nutricional na Alergia Alimentar em Pediatria

testado de modo que nem o paciente, nem o responsável e o observador percebam a diferença entre as amostras.[8,22]

Alguns critérios devem ser seguidos para a elaboração das receitas a serem utilizadas no TPODCPC, a fim de melhorar a aceitabilidade pelos pacientes (Tabela 1.3).

Tabela 1.3
Critérios para elaboração de receitas para TPODCPC
1. As receitas contendo placebo ou alimento devem ser similares em relação às características organolépticas. Isto é, o sabor, aroma, consistência e cor das receitas devem ser indistinguíveis.
2. Utilizar o menor número possível de ingredientes e dar preferência àqueles comumente consumidos pelos pacientes, evitando-se incluir alimentos desconhecidos.
3. A quantidade de proteína testada deve ser equivalente àquela presente em uma porção consumida habitualmente do alimento testado. O tamanho da porção pode variar de acordo com a idade do paciente.
4. Com relação à quantidade de alimento a ser testada, deve-se utilizar cerca de 8 a 10 g de alimento seco e 100 mL para líquidos. Já o volume final da receita deve ser o menor possível, facilitando a aceitação e respeitando a capacidade gástrica do paciente. Sugere-se que, para receitas líquidas ou em consistência de purê, o volume total seja de 200 a 250 mL e, para receitas sólidas, de 50 a 125 g.
5. A receita deve conter quantidade mínima de gordura, para não retardar a absorção da proteína testada.
6. As receitas utilizadas como matriz não devem conter alimentos potencialmente alergênicos, como ovo, leite, trigo, soja, amendoim, dentre outros. O uso de corantes também deve ser evitado, porque a maioria das pessoas suspeita que esses produtos sejam responsáveis por desencadear reações adversas.
7. Pode-se utilizar alimentos com sabor marcante, como cacau em pó, café, hortelã e açafrão com a finalidade de mascarar o alimento suspeito.
8. O sabor deve ser agradável ao paladar infantil e as preparações devem ser atraentes.

Fonte: Adaptado de Vlieg-Boerstra et al., 2004.[22]

Na Unidade de Alergia e Imunologia do ICr-HC-FMUSP, os veículos escolhidos para o TPODCPC para leite de vaca foram: sucos com polpa de fruta natural ou bebidas de soja com sabor de frutas, comercializadas em embalagem de longa duração, ou sopa de legumes. A bebida de soja é utilizada apenas em pacientes com exclusão da sensibilização concomitante à soja. No protocolo implantado, o leite de vaca é oferecido em sua forma líquida e com baixo teor de lactose (a fim de evitar reações decorrentes de intolerância à lactose, que poderiam levar a erros na interpretação do teste).[20] As porções do teste são preparadas conforme a **Tabela 1.4**.

Tabela 1.4			
Preparo das porções do TPODCPC para leite de vaca			
Dose	LV ou Placebo (mL)	Veículo (mL)	Volume total Dose (mL)
1ª	5*	55	60
2ª	10	50	60
3ª	15	45	60
4ª	20	40	60
5ª	25	35	60
6ª	25	35	60
Total	100	260	360

Fonte: Gushken et al., 2013.[20]
* Nos casos em que a história clínica sugere desencadeamento de sintomas com doses menores, a dose inicial do leite de vaca deve ser ajustada. (Bock et al., 1988)[8]

A partir dos critérios citados na **Tabela 1.3**, a equipe de nutricionistas do Ambulatório de Alergia e Imunologia Clínica da Universidade Federal de São Paulo (Unifesp) elaborou algumas receitas para serem utilizadas no TPODCPC, que podem ser consultadas no Capítulo 14 (**Anexo 3**).

Etapas do TPODCPC

Pré-teste

O nutricionista deve ser responsável pela escolha do veículo, em conjunto com o paciente e/ou seu responsável, pelo preparo e conservação das porções e pela randomização das fases cegas. É essencial que o paciente esteja em boas condições de saúde geral antes de ser submetido ao TPO. Alguns fatores podem comprometer a interpretação do exame e devem ser averiguados inicialmente, por meio de uma *check list* (**Quadro 1.1**). No caso de resposta negativa a qualquer item, o exame deverá ser reagendado.

Quadro 1.1: *Check list* para o teste de provocação oral
1-O alimento a ser testado foi rigorosamente evitado durante as duas semanas anteriores?
2-Anti-histamínicos foram evitados nos últimos 10 dias?
3-O paciente encontra-se em boas condições de saúde*?
4-O termo de consentimento foi assinado?
5-Acompanhante maior que 18 anos presente?
6-Equipamentos e drogas para o tratamento de reações graves disponíveis?
7-Paciente em jejum por pelo menos 6 horas?
8-Acesso venoso obtido?
*O exame deverá ser cancelado se o paciente apresentar sinais e sintomas que comprometam a interpretação do exame: febre, dor, vômitos, diarréia, sintomas respiratórios agudos, alterações cutâneas, asma não controlada, anafilaxia recente (< 2 anos).

Termo de consentimento livre e esclarecido

Antes da assinatura do termo de consentimento livre e esclarecido, os responsáveis pelos pacientes devem ser informados sobre o exame de maneira compreensível, através de uma descrição detalhada do mesmo, e também sobre a possibilidade de ocorrerem reações graves, bem como a disponibilidade de um pronto atendimento por equipe médica capacitada.

Avaliação do resultado

Com relação à interpretação dos testes, são considerados positivos aqueles cujos sintomas reproduzem, de modo parcial ou integral, a história clínica do paciente. Alguns sintomas são considerados significantes ou objetivos na interpretação dos exames: presença de urticária, angioedema, broncoespasmo, estridor laríngeo, coriza, espirros, obstrução nasal, hiperemia conjuntival, lacrimejamento e diarreia. O aparecimento destes sintomas justifica a interrupção do exame e o uso de medicamentos, se necessário. Outros sintomas são considerados subjetivos ou não observáveis (relatos dos pacientes), como: prurido sem lesão de pele aparente, dor abdominal e náusea.[23] A presença de sintomas subjetivos e de pápulas periorais isoladas não justificam a interrupção dos testes.[11,21,24] Nos casos de anafilaxia, a epinefrina intramuscular, na região do músculo vasto lateral da coxa, é a droga inicial de escolha.[25] Anti-histamínicos, corticosteroides e broncodilatadores devem ser administrados conforme a necessidade, seguindo os protocolos de suporte básico e avançado de suporte a vida.[26]

Pós-teste

O paciente deve ser observado por pelo menos 2 horas após o término do teste. Durante a semana seguinte, o paciente deve continuar sem ingerir o alimento testado, ainda que o resultado seja negativo e deve permanecer sob observação pelo responsável para verificar o aparecimento de manifestações clínicas tardias.

Teste de provocação oral na avaliação da tolerância

Crianças com AA frequentemente perdem a sensibilidade a alérgenos comuns como leite, soja e trigo ao longo de anos.[8] Nos casos de AA mediada por IgE, frequentemente os exames laboratoriais que demonstram a presença de IgE específica ao alimento (*prick test* e ImmunoCAP®) se mantêm positivos mesmo após a tolerância clínica. Estudo realizado por Neves et al., comparando o tamanho da pápula do teste cutâneo alérgico para leite de vaca em crianças alérgicas persistentes e tolerantes, observaram uma redução de 50% do diâmetro médio da pápula nos pacientes que se tornaram tolerantes.[27]

Nesses casos, os TPO tornam-se importantes tanto para a avaliação evolutiva dos pacientes quanto para a constatação de tolerância clínica. Em especial nos casos de pacientes com história pregressa de reações graves e que possam ter a interpretação do exame prejudicada devido a ansiedade, medo, sugestão pessoal ou familiar, o TPODCPC pode ser indicado.

Teste de provocação oral com alimentos cozidos

Nos últimos anos, alguns estudos têm demonstrado que muitos indivíduos com alergia a leite de vaca e ovo, do tipo mediada por IgE, são capazes de tolerar produtos contendo esses alimentos sob a forma cozida.[28-30] Nesses trabalhos, foram realizados TPO abertos com produtos que haviam sido submetidos a diferentes graus de processamento térmico (tempo de cozimento e temperatura). Inicialmente, foram utilizados *muffins*, contendo 1/3 de um ovo (aproximadamente 2,2 g de proteínas do ovo) e 1,3 g de proteína do leite, assados a 180 °C por 30 minutos. Quando os *muffins* foram bem tolerados, após 2 horas os pacientes receberam *waffles*, contendo 1,3 g de proteína do leite, preparados a 260 °C por 3 minutos (preparação em que ainda se considera que leite e ovo estejam em formas bem cozidas). Os alimentos foram divididos em 4 porções iguais, oferecidas durante 1 hora.[28-30] Quando tanto *muffins* como *waffles* eram tolerados (ausência de reação após 4 horas da ingestão), o paciente era orientado a manter a ingestão desses alimentos na dieta ou de outras preparações nas quais a quantidade e o grau de cozimento do alimento fossem semelhantes.[30]

Após 6 meses, os pacientes que ainda apresentavam tolerância ao alimento e que tinham resultados dos testes laboratoriais com valores inferiores àqueles em que há 95% de chance de reação eram submetidos ao TPO com uma forma menos processada do alimento (240 mL de leite desnatado ou iogurte, ovo comum).[29,30] Em um dos estudos envolvendo leite de vaca, antes de receber o alimento em sua forma menos processada, os pacientes passaram a receber pizza de queijo, contendo 4,6 g de proteína do leite, assada a 220 °C por 13 minutos ou mais. E só após 6 meses foram submetidos ao TPO, com o alimento em sua forma natural.[13] Esses estudos apontam para uma nova tendência aos procedimentos empregados para verificação da aquisição da tolerância e para o tratamento das alergias alimentares. No Brasil, a experiência foi reproduzida por Barbosa et al., que, entretanto, ofertou a preparação com 2,8 gramas de proteína do leite exclusivamente na forma processada a elevadas temperaturas.[31] Na população avaliada, 50% das crianças toleraram a preparação.

A adição de produtos contendo alimentos cozidos na dieta melhora drasticamente a qualidade de vida da maioria dos pacientes, por aumentar a variedade de produtos que podem ser consumidos. Essa mudança na dieta também permite que o aporte nutricional adequado seja alcançado mais facilmente, promovendo redução na ansiedade dos pacientes e seus responsáveis, diminuindo o desconforto social e acelerando a aquisição de tolerância ao alimento.[30]

Pensando em melhorar a aceitabilidade durante esse tipo de TPO, mas também em oferecer mais opções de *muffins* para os pacientes no caso de o teste ser negativo, foram desenvolvidas, também pela equipe de nutrição do Ambulatório de Alergia e Imunologia Clínica da Unifesp, receitas contendo leite e ovo termicamente tratados de acordo com os padrões estabelecidos,[32] que podem ser consultadas no Capítulo 14 (**Anexo 2**).

Testes de provocação são um instrumento muito importante no diagnóstico de AA, mas igualmente úteis na avaliação da aquisição de tolerância. A realização de testes de provocação com o alérgeno em diferentes graus de processamento em especial leite e ovo são um avanço que permite avaliar graus diversos de tolerância e melhorar de maneira significativa a qualidade de vida dos pacientes. É fundamental o planejamento estratégico, que inclui a escolha do teste e, acima de tudo, avaliação dos riscos envolvidos para que tudo ocorra de maneira controlada, sem surpresas. Desse modo, usufruímos dos grandes benefícios desses testes que são fundamentais no manejo da AA.

Referências Bibliográficas

1. Pepys J. Skin testing. Br J Hosp Med. 1975;14:412.
2. Axen R, Drevin H, Kober A, Yman L. A new laboratory diagnostic system applied to allergy testing. N Engl Reg Allergy Proc. 1988;9:503.
3. Fleischer DM, Bock A, Spears GC, Wilson CG, Miyazawa NK, Gleason MC, et al. Oral food challenges in children with a diagnosis of food allergy. J Pediatr. 2011;158:578-83.
4. Chinthrajah RS, Tupa D, Prince BT, Block WM, Rosa JS, Singh AM et al. Diagnosis of Food Allergy. Pediatr Clin North Am. 2015;62(6):1393-408.
5. Greenhawt M. Oral food challenges in children: review and future perspectives. Curr Allergy Asthma Rep. 2011; DOI 10.1007/s1882-011-0219-2.
6. Nowak-Wegrzyn A, Assa'ad AH, Bahna SL, Bock SA, Sicherer SH, Teuber SS, and Adverse Reactions to Food Committee of American Academy of Allergy, Asthma & Immunology. Work Group report: Oral food challenge testing. J Allergy Clin Immunol. 2009;123(6 Suppl): S365-83.
7. Yum HY, Yang HJ, Kim KW, Song TW, Kim WK, Kim JH, et al. Oral food challenges in children. Korean J Pediatr. 2011;54(1):6-10.
8. Bock SA, Sampson HA, Atkins FM, et al. Double-blind, placebo-controlled food challenge (DBPCFC) as an office procedure: a manual. J Allergy Clin Immunol. 1988 Dec;82(6):986-97.
9. Bindslev-Jensen C, Ballmer-Weber BK, Bengtsson U, Blanco C, Ebner C, Hourihane, et al. Standardization of food challenges in patients with immediate

reactions to foods – position paper from the European Academy of Allergology and Clinical Immunology. Allergy. 2004; 59:690-7.

10. Verter C, Pereira B, Voigt K, Grundy J, Clayton Cb, Gant C, et al. Comparison of open and double-blind placebo-controlled food challenges in diagnosis of food hypersensitivity amongst children. J Hum Nutr Diet. 2007;29:565-79.

11. Niggemann B. When is an oral food challenge positive? Allergy. 2010;65(1):2-6.

12. Taylor SL, Hefle Sl, Bindslev-Jensen C, Atkins FM, Andre C, Bruijnzeel-Koomen C, et al. A consensus protocol for the determination of the threshold doses for allergenic foods: how much is too much? Clin Exp Allergy. 2004;34:689-95.

13. Vlieg-Boerstra Bj, van der Heide S, Bijleveld CMA, Kukler J, Duiverman EJ, Dubois EJ. Placebo reactions in double-blind, placebo-controlled food challenges in children. Allergy. 2007;62:905-12.

14. Niggemann B, Beyer K. Diagnosis of food allergy in children: toward a standardization of food challenge. J Pediatr Gastroenterol Nutr. 2007;45:399-404.

15. Bindslev-Jensen C. Standardization of double-blind, placebo-controlled food challenges. Allergy. 2001;56(Suppl 67):75-7.

16. Muraro A, Werfel T, Hoffmann-Sommergruber K, Roberts G, Beyer K, Bindslev-Jensen C, et al. EAACI Food Allergy and Anaphylaxis Guidelines: Diagnosis and management of food allergy. Allergy Eur J Allergy Clin Immunol. 2014;69(8):1008–25.

17. Sampson HA. Food allergy. Part 2: diagnosis and management. J Allergy Clin Immunol. 1999;103(6):981-9.

18. Sicherer SH. Food allergy: when and how to perform oral food challenges. Pediatr Allergy Immunol. 1999;10:226-34.

19. Mendonça RB, Franco JM, Cocco RR, Souza FIS, Oliveira LCL, Sarni ROS, et al. Open oral food challenge the confirmation of cow's milk allergy mediated by immunoglobulin E. Allergol Immunopathol. 2011;doi:10.1016/j.allerg.2011.02.007.

20. Gushken AK, Castro AP, Yonamine GH, Corradi GA, Pastorino AC, Jacob CM Double-blind, placebo-controlled food challenges in Brazilian children: adaptation to clinical practice. Allergol Immunopathol (Madr). 2013;41(2):94-101.

21. Williams LW, Bock SA. Skin testing and food challenges in allergy and immunology practice. Clin Rev Allergy Immunol. 1999;17:323-38.

22. Vlieg-Boerstra BJ, Bijleveld CMA, Van Der Heide S, et al. Development and validation of challenge materials for double-blind, placebo-controlled food challenges in children. J Allergy Clin Immunol. 2004;113(2):341-346.

23. Bock SA, Atkins FM. Patterns of food hypersensitivity during sixteen years of double-blind, placebo-controlled food challenges. J Pediatr. 1990;117:561-7.

24. Sicherer SH. Manifestations of food allergy: evaluation and management. Am Fam Physician. 1999;15;59:415-24.

25. Simons FE. First-aid treatment of anaphylaxis to food: focus on epinephrine. J Allergy Clin Immunol. 2004;113:837-44.

26. Sampson HA, Muñoz-Furlong A, Campbell RL, Adkinson NF Jr, Bock SA, Branum A, et al. Second symposium on the definition and management of anaphylaxis: summary report-Second National Institute of Allergy and Infectious Disease/ Food Allergy and Anaphylaxis Network symposium. J Allergy Clin Immunol. 2006;117:391-7;

27. Neves FV, Beck CM, Gushken AK, Yonamine GH, Castro AP, Dorna MB, et al. Cow's milk allergy: Evaluating tolerance through skin-prick test. Rev Assoc Med Bras (1992). 2016;62(6):537-43.

28. Kim, JS, Nowak-Wegrzyn A, Sicherer SH, Noone S, Moshier EL, Sampson HA. Dietary baked milk accelerated the resolution of cow's milk allergy in children. J Allergy Clin Immunol. 2011;128(1):125-31.
29. Lemon-Mulé H, Sampson HA, Sicherer SH, Shreffler WG, Noone S, Nowak-Wegrzyn A. Immunologic changes in children with egg allergy ingesting extensively heated egg. J Allergy Clin Immunol. 2008;122: 977-83.
30. Nowak-Wegrzyb A, Bloom KA, Sicherer SH, Shreffler WG, Noone S, Wanich N, Sampson HA. Tolerance to extensively heated milk children with cow's milk allergy. J Allergy Clin Immunol. 2008;122:342-7.
31. Barbosa CPG, Gushken AAKF, Yonamine GH, Castro APBM, Pastorino AC, Jacob CMA. Tolerance to baked milk in Brazilian children with persistent cow's milk allergy. *Clinical and Translational Allergy*. 2015;5(Suppl 3):P165. doi:10.1186/2045-7022-5-S3-P165.
32. Leonard SA, Caubet JC, Kim JS, Groetch M, Nowak-Wegrzyn A. Baked milk- and egg-containing diet in the management of milk and egg allergy. J Allergy Clin Immunol Pract. 2015;3(1):13-23. doi:10.1016/j.jaip.2014.10.001.

Terapia Nutricional: Etapas Envolvidas

2

Glauce Hiromi Yonamine
Roseli Oselka Saccardo Sarni

Introdução

O tratamento da alergia alimentar (AA) é complexo, pois supõe isenção total dos alimentos contendo o(s) alérgeno(s) envolvido(s) da dieta, com substituição segura, sendo muito importante a participação de uma equipe multiprofissional com experiência no atendimento a esses pacientes.[1,2] A orientação adequada demanda tempo, mas é essencial para assegurar uma resposta satisfatória ao tratamento e a adesão ao tratamento, prevenir deficiências nutricionais, preservar o crescimento e desenvolvimento e possibilitar uma boa qualidade de vida ao paciente e seus familiares.[3]

Neste capítulo, serão abordadas as etapas envolvidas na terapia nutricional nas alergias alimentares (AA), que podem ser didaticamente divididas em:

- Avaliação e diagnóstico do estado nutricional;
- Intervenção nutricional;
- Acompanhamento; e
- Suplementação nutricional e/ou medicamentosa.

Avaliação e Diagnóstico do Estado Nutricional

A criança com AA encontra-se em risco nutricional e necessita monitoramento regular, especialmente nas fases iniciais do tratamento. Alguns fatores estão associados com maior risco nutricional. O **Quadro 2.1** demonstra os possíveis sinais de alerta para risco nutricional, os quais, se presentes, indicam a necessidade de vigilância nutricional e intervenção.[4]

Quadro 2.1
Sinais de alerta de risco nutricional em crianças com alergia alimentar

Idade	Alerta de risco nutricional
0-5 anos	• Peso para estatura ou estatura para idade ≤ -2 z-escore • Curva de crescimento com sentido do tracejado horizontal ou descendente, com queda ≥ 2 percentis ou 1 z-escore • Dificuldade alimentar • Eliminação de leite de vaca • Alergia alimentar e eczema atópico concomitante • Eliminação de múltiplos alimentos • Família vegetariana ou vegana • Outras restrições alimentares devido a fatores religiosos ou culturais
6-17 anos	• Peso para estatura/IMC ≤ -2 z-escore, déficit de crescimento ou curva de crescimento com sentido do tracejado descendente, com queda ≥ 2 percentis ou 1 z-escore • Recusa alimentar • Eliminação de múltiplos alimentos • Família vegetariana ou vegana • Outras restrições alimentares, devido a fatores religiosos ou culturais

Fonte: Adaptado de Skypala e McKenzie, 2018.[4]

Particularmente em condições de inflamação alérgica, como nas manifestações de dermatite atópica e sintomas gastrintestinais, o comprometimento nutricional pode também ser atribuído a uma condição geral de "subinflamação", que afeta de maneira negativa a absorção e utilização de energia e substratos.[5]

Portanto, a avaliação minuciosa do estado nutricional é fundamental e esta deve incluir a coleta e interpretação de dados antropométricos, história dietética, história médica, exame físico e, quanto indicado, exames laboratoriais.[6] Os procedimentos para sua realização estão disponíveis no manual de avaliação nutricional da Sociedade Brasileira de Pediatria,[7] o qual pode ser consultado pela internet (http://www.sbp.com.br/pdfs/MANUAL-AVAL-NUTR2009.pdf). O referencial indicado para avaliação e monitoramento do crescimento é o proposto pela Organização Mundial da Saúde em 2006 (para crianças entre 0 e 5 anos de idade) e 2007 (para crianças entre 5 anos e 19 anos e 11 meses).[8,9]

Quando houver disponibilidade de equipamento e profissional treinado, pode ser realizada a estimativa da composição corporal por meio de medidas antropométricas acessórias, como circunferências e dobras cutâneas, ou com o uso de outros métodos, como a impedância bioelétrica e a absortiometria por dupla emissão de feixes de raios X (DXA).[7] Essa última também pode ser utilizada para avaliar a densidade mineral óssea, especificamente nos casos de história de fraturas, comorbidades que afetam a estrutura óssea, osteoporose precoce na família (< 50 anos), dor óssea persistente e comprometimento do crescimento (IMC < percentil 3 para idade e sexo).[10]

O exame físico cuidadoso, aliado à avaliação bioquímica, pode auxiliar na identificação de possíveis distúrbios nutricionais, como anemia, hipovitaminoses, alterações no metabolismo do cálcio, dislipidemias, dentre outros.[7]

Para avaliar a qualidade nutricional da dieta, pode-se realizar o recordatório de 24 horas ou dia alimentar habitual, ou solicitar registro alimentar de 3 dias.[6] É importante investigar o consumo de todos os grupos de alimentos (cereais, frutas, hortaliças, carnes e leguminosas) e avaliar se estão de acordo com as recomendações.[1] De maneira prática, pode-se utilizar como referência a recomendação de grupos alimentares para cada faixa etária.[11,12] Também é recomendado avaliar a variedade da alimentação, pois muitas vezes, para evitar o risco de ingestão acidental do alérgeno, há monotonia alimentar, causada tanto por comodidade dos próprios cuidadores, que não se empenham no preparo de alimentos especiais para a criança, como por falta de interesse e/ou indisponibilidade de recursos financeiros para adquirir produtos específicos para ela.

A partir da avaliação do estado nutricional, é possível estabelecer o diagnóstico nutricional. O diagnóstico tem como objetivo especificar problemas nutricionais que podem ser solucionados ou minimizados com a intervenção nutricional. No contexto das alergias alimentares, alguns exemplos de diagnóstico incluem, por exemplo, deficiências de nutrientes, comportamento alimentar excessivamente restritivo e falta de habilidades culinárias.[1]

Intervenção Nutricional

A intervenção nutricional deve ser individualizada e levar em consideração a idade, os alimentos que contêm o(s) alérgeno(s) a ser(em) removido(s) da dieta, o tipo de manifestação clínica, o

22 Terapia Nutricional na Alergia Alimentar em Pediatria

diagnóstico nutricional, as necessidades nutricionais, os hábitos alimentares da família e o custo. A participação do nutricionista é fundamental e vantajosa para a equipe e para o paciente, por melhorar a ingestão alimentar e o estado nutricional das crianças com alergia alimentar.[1,5]

Para crianças que são amamentadas, o aleitamento deve ser estimulado e mantido. A dieta isenta do(s) alérgeno(s) envolvido(s) deve ser instituída para a mãe, avaliando-se cuidadosamente sua dieta e a eventual necessidade de suplementação de micronutrientes.[13] O aleitamento materno exclusivo deve ser mantido até o sexto mês de vida e ainda após esse período, com a introdução da alimentação complementar equilibrada e saudável, prolongando-se o aleitamento materno até os 2 anos ou mais.[12] Nos casos em que não há sintomas com o aleitamento materno (os sintomas ocorrem apenas quando a criança recebe diretamente a proteína alergênica), não é necessário instituir dieta materna sem alérgenos.[2]

Em crianças abaixo de 2 anos de idade, não amamentadas e que apresentem alergia à(s) proteína(s) do leite de vaca, recomenda-se o uso de fórmulas especiais, as quais podem ser à base de proteína isolada da soja, proteínas extensamente hidrolisadas ou à base de aminoácidos (ver Capítulo 3). A palatabilidade dessas fórmulas é inferior à de fórmulas poliméricas à base de leite de vaca[14], o que pode gerar dificuldade na aceitação. Nesses casos, deixar a criança com mais fome, oferecer várias vezes e modificar utensílios pode contribuir para que a criança aceite a fórmula. O princípio da exposição repetida ao alimento, também pode ser aplicado nessa situação. Em alguns casos, a criança pode associar a mamadeira com a reação alérgica e recusar qualquer alimento oferecido em mamadeira. Alternativamente, o acréscimo de frutas pode ser útil para facilitar o consumo dessas fórmulas.

Para lactentes acima dos 6 meses e crianças maiores, é importante planejar o número e tipo de refeições, grupos alimentares a serem incluídos, a variedade da alimentação, modo de administração (por exemplo, comer à mesa, sem distrações, refeições em família, consistência adequada) e disciplina (por exemplo, evitar os "beliscos", mastigar bem).

Atenção especial deve ser dada à época de introdução de alimentação complementar e ao estímulo para a exposição a novos sabores e texturas, com o objetivo de prevenir aversões alimentares.[5] Mesmo que a criança esteja com dieta restrita, o mesmo alimento pode ser oferecido de diversas maneiras (cru, em forma de purê, em pedaços para serem consumidos com as mãos, amassado com o garfo, assado e em textura crocante), dependendo de suas características e da idade da criança.[15]

Podem ser sugeridas adaptações e substituições dos alimentos alergênicos, por meio de receitas culinárias, incentivando o desenvolvimento de habilidades culinárias e da utilização de alimentos *in natura* e minimamente processados permitidos, o que coincide com as recomendações do Guia Alimentar para a população Brasileira[16]. Nesse sentido, a alergia alimentar pode ser uma maneira de melhorar a qualidade da alimentação da família.

Energia e macronutrientes

Em geral, as necessidades nutricionais das crianças com AA são semelhantes às de crianças saudáveis, podendo-se utilizar as mesmas recomendações.[13,17] Atenção especial deve ser dada à ingestão de calorias, proteínas, lipídios, além de vitaminas e minerais específicos, de acordo os alérgenos removidos da dieta, conforme será discutido a seguir.[13]

É indispensável garantir a oferta adequada de aminoácidos essenciais, o que pode ser obtido pelo aleitamento materno em combinação com outros alimentos permitidos fontes de proteínas (carnes, peixes, aves, ovos, castanhas, leguminosas e sementes). Esses podem ser oferecidos nas refeições principais e lanches, distribuídos de forma variada, conforme aceitação.[15] O uso de fórmulas com proteínas extensamente hidrolisadas ou à base de aminoácidos pode ser útil quando há dificuldade em se planejar a dieta com proteína de boa qualidade. Contudo, é importante considerar que o aproveitamento dos aminoácidos dessas fórmulas pode ser inferior em comparação às fórmulas poliméricas, devido a evidências de menor retenção de nitrogênio, levando ao aumento da necessidade de proteínas.[13] A continuidade no uso de tais fórmulas, após o segundo ano de vida, pode ser recomendável em situações de alergias alimentares múltiplas e adoção de dietas muito restritivas, especialmente quando se restringe vários alimentos fontes de proteína (leite, soja, ovo e carnes). Mesmo quando as carnes são permitidas, se a criança não consumir 2 porções/dia (60-90 gramas = 1 porção), o fornecimento de nutrientes e proteínas pode ser comprometido. Portanto, é recomendável avaliar a aceitação alimentar antes de se suspender o uso das fórmulas especiais.[13]

A oferta de ácidos graxos essenciais (ácidos linoleico e linolênico) deve ser garantida, para o desenvolvimento neurológico adequado, proliferação celular, manutenção da integridade das membranas, função imunológica e síntese de eicosanoides. Os óleos vegetais, exceto a gordura de coco, são importantes, especialmente para o fornecimento de ácido linoleico. São fontes de ácido linolênico, os peixes, óleos de peixes, óleo de prímula, óleo de linhaça ou chia. A combinação de alimentos de origem animal e vegetal (óleos de girassol, canola, milho, soja e azeite) garante a oferta de ácidos graxos saturados, monoinsaturados e poli-insaturados e de ácidos graxos essenciais.[13] O acréscimo de óleos vegetais e manteiga ou creme vegetal sem leite (no caso de alergia ao leite de vaca), em alimentos apropriados, pode ser uma solução simples e fácil para aumentar a oferta de lipídios na dieta.[15]

Os carboidratos são a principal fonte de energia, fornecendo a maior parte das necessidades energéticas. Grãos, frutas e vegetais são boas fontes de carboidratos. O consumo de grãos integrais, frutas e vegetais deve ser incentivado não apenas para o fornecimento de micronutrientes, mas também para a ingestão adequada de fibras.[13]

A Tabela 2.1 ilustra a recomendação de macronutrientes preconizada pelo Institute of Medicine (IOM) – Dietary Reference Intake (DRI) e por nós adotada.

Tabela 2.1
Dietary Reference Intakes (DRIs) – Faixa de distribuição de macronutrientes

Macronutriente	Faixa de distribuição (% de energia)	
	Crianças (1-3 anos)	Crianças (4-18 anos)
Gorduras	30-40	25-35
Ômega-6 (ácido linoleico)	5-10	5-10
Ômega-3 (ácido alfa-linolênico)	0,6-1,2	0,6-1,2
Carboidratos	45-65	45-65
Proteínas	5-20	10-30

Fonte: Institute of Medicine, 2005.[19]

Vitaminas e minerais

A isenção total de determinados grupos alimentares pode implicar na exclusão de nutrientes importantes e é essencial que estes nutrientes sejam fornecidos por outras fontes na dieta, com o objetivo de manter um bom estado de saúde[4] (Tabela 2.2). Se tolerados, alimentos ricos em nutrientes como carnes, leguminosas, grãos integrais, vegetais verde escuros/alaranjados e sementes podem ser adicionados para aumentar a ingestão de nutrientes.[6]

Com relação às bebidas vegetais alternativas, existe uma variedade de tipos disponíveis (por exemplo, bebida de arroz, coco, aveia, amêndoas). Embora sejam úteis para aplicação culinária, a maioria destas bebidas alternativas apresenta baixo valor nutricional em comparação com o leite de vaca. Se forem utilizadas para crianças maiores deve haver vigilância rigorosa para a qualidade da alimentação e evolução nutricional.[19,20]

Além do risco de deficiência de nutrientes, o excesso de consumo de metais pesados não essenciais se tornou uma preocupação. Diversos produtos sem glúten são à base de arroz e podem contribuir para a ingestão excessiva de arsênio. Além disso, estudos recentes demonstram altos níveis de arsênio urinário, metilmercúrio sanguíneo, cádmio sanguíneo e chumbo em indivíduos que seguem dieta isenta de glúten. Esses metais pesados são conhecidos como carcinogênicos e tóxicos e podem causar diversos efeitos adversos, dose dependente, à saúde em humanos. Os pacientes em dieta isenta de trigo ou glúten devem ser orientados a variar os tipos de grãos e amidos da dieta e não depender apenas de um tipo. Da mesma maneira, pacientes em dieta isenta de leite de vaca, que utilizam bebidas vegetais, devem ser orientados a variar estas bebidas e a evitar consumo excessivo de bebida de arroz. Ademais, estas não estão indicadas para menores de 4 anos.[20]

Tabela 2.2

Alimento causador da alergia, principais nutrientes, fontes alternativas e substitutos dos principais alimentos alergênicos

Alimento alergênico	Principais nutrientes	Fontes alternativas*	Exemplos de substitutos em receitas
Leite de vaca	Proteína; cálcio, magnésio, fósforo, vitamina A, B_6, B_{12}, D (se fortificado), riboflavina, ácido pantotênico.	Substituto de acordo com a idade: Lactentes: fórmulas infantis isentas de proteína intacta de leite de vaca. Crianças maiores de 2 anos: bebidas vegetais alternativas enriquecidas com cálcio (bebidas à base de arroz não são recomendadas para menores de 4 anos). Versões isentas de leite de iogurte e queijos. Outras fontes de proteína de alto valor biológico: carnes e ovos. Ajustar o consumo de outros alimentos, como verduras e legumes; exposição regular ao sol (vitamina D)	Água, suco de frutas, fórmula infantil especial, bebidas vegetais alternativas

Continua

Alimento alergênico	Principais nutrientes	Fontes alternativas*	Exemplos de substitutos em receitas
Ovo	Proteína; ferro, selênio, biotina, vitamina A, B_{12}, ácido pantotênico, ácido fólico, riboflavina, colina e vitamina D	Outros alimentos de origem animal (carnes), leguminosas, laticínios e vegetais verde-escuro	1 ovo pode ser substituído por: 1 colher (sopa) de farinha de linhaça misturada em três colheres (sopa) de água; 1 colher (sobremesa) de vinagre branco; ou 1½ colher (sopa) de água, 1½ colher (sopa) de óleo e 1 colher (chá) de fermento em pó; ou 1 pacote de gelatina sem sabor e 2 colheres (sopa) de água morna (misturar no momento do uso); ou 1 colher (chá) de fermento biológico e ¼ de xícara de água morna
Soja	Proteína; tiamina, riboflavina, vitamina B_6 ácido fólico, cálcio, fósforo, magnésio, ferro e zinco	Feijão, grão-de-bico, ervilhas e lentilhas; carnes; laticínios	

Continua

Alimento alergênico	Principais nutrientes	Fontes alternativas*	Exemplos de substitutos em receitas
Trigo	Carboidratos Tiamina, riboflavina, niacina, ferro, selênio, magnésio, ácido fólico, zinco, fibras	Outros cereais (entretanto, cerca de 20% dos pacientes reagem a outro cereal) Dar preferência para grãos, como amaranto, quinoa. Utilizar aveia (se tolerado) Garantir oferta de fibras por meio de frutas, verduras e legumes	Trigo pode ser substituído por produtos à base de arroz, milho, batata, mandioca
Peixes e crustáceos	Ômega-3 Proteína Vitamina B_6, vitamina B_{12}, vitamina E, selênio, fósforo e niacina		Óleo de soja, canola e linhaça Carnes, ovos e laticínios Grãos fortificados Frutas e vegetais
Amendoim e frutas oleaginosas	Proteína Vitamina E, vitamina B_6, potássio, fósforo, magnésio, manganês, niacina, zinco, selênio	Carnes e laticínios Sementes Grãos integrais, vegetais verdes e outras frutas Outras frutas oleaginosas toleradas (após avaliação médica)	

* Em geral, é necessária a combinação de diferentes fontes alternativas para garantir a oferta adequada de nutrientes.
Fonte: Adaptado de Skypala e MacKenzie 2018,[4] Groetch et al., 2016.[6]

Acompanhamento

Durante o seguimento do paciente, é importante realizar avaliação nutricional regular e garantir uma dieta balanceada, com o objetivo de promover a saúde, crescimento e desenvolvimento ao invés de focar apenas na exclusão do alérgeno.[20]

Medidas antropométricas seriadas são mais úteis do que as isoladas, pois permitem conhecer o canal de crescimento da criança e avaliar a velocidade de ganho de peso e altura. Se há desvio do canal de crescimento, com diminuição da velocidade de ganho de peso ou comprimento/estatura, a criança pode estar em risco nutricional, havendo necessidade de se avaliar criteriosamente o consumo alimentar. O comprometimento agudo do estado nutricional associa-se com desaceleração no peso, enquanto o crônico envolve alteração no crescimento estatural.[6,7]

Apesar da maior preocupação com o baixo ganho ponderal, o consumo excessivo de energia também pode ocorrer, resultando em ganho excessivo de peso. Isso se deve, principalmente, à exclusão de frutas e hortaliças e ingestão exagerada de alimentos "seguros" altamente calóricos (por exemplo, frituras) ou à permissão dos pais para o consumo excessivo de guloseimas (biscoito recheado, salgadinhos, chocolate sem o alérgeno), como resultado da preocupação com as restrições dietéticas impostas.[17]

Existem diversos fatores que podem dificultar a adesão ao tratamento como questões financeiras, disponibilidade e variedade de alimentos apropriados, falta de conhecimento de opções alternativas, convívio social, falta de apoio da família e amigos.[20]

Felizmente, várias barreiras podem ser diminuídas com o acompanhamento especializado, com orientações práticas quanto a alimentos substitutos, estratégias culinárias, comportamento em festas, reuniões familiares etc.[20]

O psicólogo especializado pode fornecer suporte quanto aos efeitos psicossociais da dieta na alergia alimentar e a superar a ansiedade e o medo da reação alérgica, que podem levar ao isolamento social ou à dificuldade de aceitar a introdução de novos alimentos.[20]

Casos de dificuldade alimentar, especialmente em manifestações gastrintestinais, podem ser encaminhados para terapia fonoaudiológica, para estimular o prazer em comer e a aceitação de novos alimentos.

30 Terapia Nutricional na Alergia Alimentar em Pediatria

Atualmente, muitos pacientes são submetidos a novas formas de tratamento para a alergia alimentar. Algumas crianças toleram alimentos submetidos a altas temperaturas (por exemplo, leite e ovo) o que permite a liberação de produtos assados, como biscoitos, pães, bolos na dieta e a incorporação de diversos produtos industrializados.[15] Neste contexto, recomenda-se avaliar a qualidade da alimentação, pois a inclusão de determinados alimentos pode aumentar o risco de excesso de peso e de comorbidades relacionadas.

Da mesma maneira, pacientes submetidos a tratamento de dessensibilização, por exemplo para leite, não devem ser estimulados a consumir regularmente os alimentos que não são recomendados para a alimentação saudável, como sorvete, milk-shake, chocolate dentre outros, com o objetivo de manter exposição regular à proteína do leite. A orientação deve ser semelhante à das crianças saudáveis, com controle da frequência e quantidade de doces e guloseimas ofertada à criança, sem proibições e nem permissividade.

Independente da fase do tratamento, ressalta-se a importância do equilíbrio entre as orientações com enfoque na alergia alimentar e as orientações com enfoque na qualidade nutricional da dieta, para se prevenir consequências em longo prazo. Manter um paciente seguro do ponto de vista alérgico com uma dieta extremamente restrita (por receio de introduzir alimentos) não é benéfico, bem como obrigar um paciente a consumir diariamente determinados alimentos (ricos em açúcar, gorduras ou aditivos) com o objetivo de tolerância.

Suplementação Nutricional e/ou Medicamentosa

Idealmente, a nutrição adequada deveria ser baseada em alimentos, pois os nutrientes fornecidos de forma "natural" por meio de alimentos são mais vantajosos ao organismo do que as formas sintéticas. A orientação individualizada, com estratégias para melhorar a aceitação alimentar, é uma maneira de enfatizar o "alimento" ao invés de se apoiar em suplementos. Entretanto, a suplementação de micronutrientes ou o uso de suplemento à base de aminoácidos pode ser necessária para atender as necessidades nutricionais.[4,6] O **Quadro 2.2** ilustra os nutrientes com atenção especial para a necessidade de suplementação.

Nas dietas isentas de leite e derivados, a avaliação do consumo de cálcio merece atenção especial na avaliação da necessidade de suplementação. Lactentes com idade inferior a 1 ano, que conso-

Quadro 2.2 Alergias alimentares e necessidade de suplementação	
Alimento alergênico	**Avaliar necessidade de suplementação**
Leite	Cálcio, ferro, zinco, vitamina A e D
Trigo	Vitaminas do complexo B e ferro
Peixes	Ômega-3
Soja, amendoim, frutas oleaginosas e sementes	Veganos podem necessitar de ferro, cálcio e vitaminas do complexo B

Fonte: Skypala e MacKenzie, 2018.[4]

mem fórmulas infantis para lactentes destinadas a necessidades dietoterápicas específicas, com boa aceitação (> 500 mL/dia), não necessitam de suplementação de cálcio, pois as fórmulas atendem o preconizado pela Agência de Vigilância Sanitária (Anvisa) – a maioria apresenta, aproximadamente, 60 mg a 70 mg de cálcio para cada 100 mL. Já os lactentes entre 1 e 2 anos, geralmente, necessitam de suplementação de cálcio devido ao aumento da recomendação para esta faixa etária.

Para crianças com idade superior a 2 anos, se for optado por utilizar uma bebida vegetal, é importante indicar substituição segura, considerar a composição nutricional e o volume ingerido do alimento e além de garantir a qualidade da alimentação em geral.[6]

A suplementação de cálcio deve ser prescrita apenas para ajustar o consumo em relação ao valor recomendado (**Tabela 2.3**), considerando o consumo de outros alimentos, que contribuem com, aproximadamente, 30% ou 40% da recomendação.[21] É importante ressaltar que a biodisponibilidade do cálcio nos alimentos não lácteos é muito inferior e, portanto, é praticamente impossível atingir as recomendações apenas com esses alimentos. Por exemplo, o conteúdo de cálcio absorvido em um copo de leite (240 mL) equivale a 8 xícaras de espinafre, aproximadamente 4 xícaras de feijão ou 2 xícaras de brócolis.[22] (**Tabela 2.4**)

32 Terapia Nutricional na Alergia Alimentar em Pediatria

Tabela 2.3
Recomendação de cálcio de acordo com a faixa etária

Idade	Necessidade média estimada (mg/dia)	Recomendação dietética (mg/dia)	Ingestão máxima (mg/dia)
0-6 meses	—	200 (AI*)	1.000
7-12 meses	—	260 (AI*)	1.500
1-3 anos	500	700	2.500
4-8 anos	800	1.000	2.500
9-18 anos	1.100	1.300	3.000

*AI: Adequate Intake.
Fonte: Institute of Medicine, 2011.[21]

Tabela 2.4
Comparação das fontes de cálcio absorvível com o conteúdo de cálcio do leite

Alimento	Porção (g)*	Conteúdo de cálcio (mg)	Absorção (%)	Cálcio absorvível estimado (mg)**	Porções equivalentes a 240 mL de leite
Leite	240	300	32,1	96,3	1,0
Queijo *cheddar*	42	303	32,1	97,2	1,0
Iogurte	240	300	32,1	96,3	1,0
Feijão	172	40,5	24,4	9,9	9,7
Brócolis	71	35	61,3	21,5	4,5
Couve	85	61	49,3	30,1	3,2
Espinafre	85	115	5,1	5,9	16,3
Batata-doce	164	44	22,2	9,8	9,8

* Para as folhas, foi considerado porção de ½ xícara (≅ 85 g de folhas).
** Calculado pelo conteúdo de cálcio × absorção.
Fonte: Weaver CM et al., 1999.[22]

Quando for necessária a suplementação de cálcio, deve-se atentar para o tipo de sal de cálcio utilizado, biodisponibilidade, dose e horário de administração (**Tabela 2.5**). A suplementação acima de 500 mg de cálcio elementar deve ser subdividida durante o dia para melhor aproveitamento,[23] e a recomendação de uma dose antes de dormir pode ser favorável.

Ressalta-se que os suplementos de minerais e vitaminas que contêm cálcio geralmente apresentam quantidade insuficiente des-

Tabela 2.5 Formulações de cálcio e sua biodisponibilidade		
Tipo de sal	**% cálcio**	**Observações**
Carbonato	40,0 (a,b)	Melhor absorção em ambiente ácido. Consumir após as refeições (café da manhã e lanches)
Citrato	21 (b), 30 (a)	Absorção independe da refeição. Aconselhável para pacientes com acloridria ou em uso de bloqueadores de H_2 e inibidores de bomba de prótons
Fosfato (dibásico)	24,4 (a)	Consumir após as refeições (café da manhã e lanches)
Fosfato (tribásico)	38,8 (a)	Consumir após as refeições (café da manhã e lanches)
Gluconato	9 (b)	Baixa concentração de cálcio, não recomendável para a prática clínica
Lactato	13 (b), 18,4 (a)	Baixa concentração de cálcio, não recomendável para a prática clínica
Lactogluconato	12,9 (a)	Baixa concentração de cálcio, não recomendável para a prática clínica

Fonte: Adaptada de Grüdtner, 1997[24] (a) e Straub, 2007[23] (b).

se mineral para atender às recomendações, sendo necessária uma suplementação adicional.

Outro nutriente importante é a vitamina D, que auxilia na absorção intestinal de cálcio. O principal método de obtenção é a exposição solar. O leite de vaca pode ser enriquecido com vitamina D; já os peixes gordos, como salmão, cavala, sardinha e atum são alimentos naturalmente ricos em vitamina D, e seu consumo pode ser estimulado de acordo com a disponibilidade, condição socioeconômica e hábitos alimentares. Se não houver exposição solar adequada e as necessidades não forem atingidas pela dieta (**Tabela 2.6**), pode ser necessário iniciar a suplementação medicamentosa.[17]

Para a vitamina D, a avaliação do nível sérico é uma maneira de verificar aqueles que necessitam de suplementação (**Quadro 2.3 e 2.4**).

Há suplementos isolados de vitamina D ou associados com cálcio ou vitamina A. É importante lembrar que a oferta em associação à vitamina A, dependendo da quantidade de vitamina D que se pretende suplementar, pode se associar com risco de ultrapassar o

Tabela 2.6			
Recomendação de vitamina D de acordo com a faixa etária			
Idade	Necessidade média estimada (mg/dia)	Recomendação dietética (mg/dia)	Ingestão máxima (mg/dia)
0-6 meses	–	400 (AI*)	1.000
7-12 meses	–	400 (AI*)	1.500
1-3 anos	400	600	2.500
4-8 anos	400	600	3.000
9-18 anos	400	600	4.000

*AI: Adequate Intake.
Fonte: Institute of Medicine, 2011.[21]

Quadro 2.3
Definição da suficiência de vitamina D em crianças e adolescentes
(1 ng/mL = 2,5 nmol/L)

Diagnósticos	Global Consensus on Prevention and Management of Nutritional Rickets (2016)	Endocrine Society Clinical Practice Guideline (2011)	American Academy of Pediatrics (2008)
	Níveis séricos de 25-OH-vitamina D (ng/mL)		
Suficiência	> 20	30-100	21-100
Insuficiência	12-20	21-29	16-20
Deficiência	< 12	< 20	< 15
Toxicidade	> 100	> 100	> 150

Fonte: Sociedade Brasileira de Pediatria 2016.[25]

limite máximo diário de vitamina A (*Upper Tolerable Intake Level*). Cabe lembrar que alguns suplementos contêm o óleo de amendoim como ingrediente.

O incentivo à prática de atividade física também é importante, pois tem efeito positivo sobre a saúde óssea.[26]

Vários polivitamínicos e poliminerais estão disponíveis no mercado e deve-se avaliar sua composição e proporção de nutrientes, para verificar qual é o mais adequado em função das necessidades nutricionais do paciente.

O suplemento à base de aminoácidos é uma alternativa segura e pode ser utilizado temporariamente, particularmente nas fases iniciais do tratamento, com fornecimento de energia, proteínas e micronutrientes, enquanto o paciente se ajusta às alterações dietéticas.[6]

Quadro 2.4
Tratamento de hipovitaminose D

Faixa etária	Tratamento com vitamina D (1 mcg = 40 UI)		Dose de manutenção
	Dose diária	Dose semanal	
Global Consensus Recommendations on Prevention and Management of Nutritional Rickets (2016)			
< 1 ano	2.000 UI, por 12 semanas	Não há recomendação específica sobre doses semanais	Pelo menos 400 UI/dia
1-12 anos	3.000-6.000 UI por 12 semanas		Pelo menos 600 UI/dia
> 12 anos	6.000 UI por 12 semanas		Pelo menos 600 UI/dia
Endocrine Society Clinical Practice Guidelines (2011)			
< 1 ano	2.000 UI, por 8-12 semanas	50.000 UI, por 6-8 semanas	400-1.000 UI/dia
1-18 anos	2.000 UI, por 8-12 semanas	50.000 UI, por 6-8 semanas	600-1.000 UI/dia
> 18 anos	6.000 UI, por 6 a 8 semanas	50.000 UI, por 6-8 semanas	1.500 a 2.000 UI/dia

Fonte: Sociedade Brasileira de Pediatria 2016.[25]

Referências Bibliográficas

1. Collins SC. Practice Paper of the Academy of Nutrition and Dietetics: Role of the Registered Dietitian Nutritionist in the Diagnosis and Management of Food Allergies. J Acad Nutr Diet. 2016 Oct;116(10):1621-31.
2. Solé D, Silva LR, Cocco RR, Ferreira CT, Sarni RO, Oliveira LC et al. Consenso Brasileiro sobre Alergia Alimentar: 2018 - Parte 2 - Diagnóstico, tratamento e prevenção. Documento conjunto elaborado pela Sociedade Brasileira de Pediatria e Associação Brasileira de Alergia e Imunologia Arq Asma Alerg Imunol. 2018;2(1):39-82.

3. Berry MJ, Adams J, Voutilainen H, Feustel PJ, Celestin J, Järvinen KM. Impact of elimination diets on growth and nutritional status in children with multiple food allergies. Pediatr Allergy Immunol. 2015 Mar;26(2):133-8.
4. Skypala IJ, McKenzie R. Nutritional Issues in Food Allergy. Clin Rev Allergy Immunol. 2018 May 15.
5. Venter C, Mazzocchi A, Maslin K, Agostoni C. Impact of elimination diets on nutrition and growth in children with multiple food allergies. Curr Opin Allergy Clin Immunol. 2017 Jun;17(3):220-226.
6. Groetch M, Venter C, Skypala I, Vlieg-Boerstra B, Grimshaw K, Durban R et al. Eosinophilic Gastrointestinal Disorders Committee of the American Academy of Allergy, Asthma and Immunology. Dietary Therapy and Nutrition Management of Eosinophilic Esophagitis: A Work Group Report of the American Academy of Allergy, Asthma, and Immunology. J Allergy Clin Immunol Pract. 2017 Mar - Apr;5(2):312-324.e29.
7. [SBP] Sociedade Brasileira de Pediatria. Departamento de Nutrologia. Avaliação nutricional da criança e do adolescente. São Paulo: Sociedade Brasileira de Pediatria. Departamento de Nutrologia; 2009. 112 p.
8. World Health Organization. WHO Child Growth Standards: Length/height-for-age, weight-for-age, weight-for-length, weight-for-height and body mass index-for-age. Methods and development. WHO (nonserial publication). Geneva, Switzerland: WHO; 2006.
9. World Health Organization. de Onis M, Onyango AW, Borghi E, Siyam A, Nishida C, Siekmann J. Development of a WHO growth reference for school-aged children and adolescents. Bulletin of the World Health Organization 2007;85:660-7.
10. Doulgeraki AE, Manousakis EM, Papadopoulos NG. Bone health assessment of food allergic children on restrictive diets: a practical guide. J Pediatr Endocrinol Metab. 2017 Feb 1;30(2):133-139.
11. Phillipi ST, Cruz ATR, Colucci ACA. Pirâmide alimentar para crianças de 2 a 3 anos. Rev Nutr. 2003;16(1):5-19.
12. [SBP] Sociedade Brasileira de Pediatria. Departamento de Nutrologia. Manual de alimentação: orientações para alimentação do lactente ao adolescente, na escola, na gestante, na prevenção de doenças e segurança alimentar. São Paulo: Sociedade Brasileira de Pediatria. Departamento de Nutrologia; 2018.
13. Mofidi S. Nutritional management of pediatric food hypersensitivity. Pediatrics. 2003;111:1645-53.
14. Pedrosa M, Pascual CY, Larco JI, Esteban MM. Palatability of hydrolysates and other substitution formulas for cow's milk-allergic children: a comparative study of taste, smell, and texture evaluated by healthy volunteers. J Investig Allergol Clin Immunol. 2006;16(6):351-6.
15. Groetch M, Nowak-Wegrzyn A. Practical approach to nutrition and dietary intervention in pediatric food allergy. Pediatr Allergy Immunol. 2013 May;24(3):212-21.
16. Brasil. Ministério da Saúde. Secretaria de Atenção à Saúde. Departamento de Atenção Básica. Guia alimentar para a população brasileira / Ministério da Saúde, Secretaria de Atenção à Saúde, Departamento de Atenção Básica. – 2. ed., 1. reimpr. – Brasília: Ministério da Saúde, 2014.
17. Somers L. Food Allergy: nutritional considerations for primary care providers. Pediatr Ann. 2008;37(8):559-68.
18. Institute of Medicine. Dietary reference intakes for energy, carbohydrate, fiber, fat, fatty acids, cholesterol, protein, and aminoacids. Washington, D.C: National Academies Press, 2005.

19. Luyt D, Ball H, Makwana N, Green MR, Bravin K, Nasser SM, Clark AT; Standards of Care Committee (SOCC) of the British Society for Allergy and Clinical Immunology (BSACI). BSACI guideline for the diagnosis and management of cow's milk allergy. Clin Exp Allergy. 2014;44(5):642-72.

20. Kliewer KL, Cassin AM, Venter C. Dietary Therapy for Eosinophilic Esophagitis: Elimination and Reintroduction. Clin Rev Allergy Immunol. 2017 Dec 14.

21. Institute of Medicine. Dietary reference intakes for calcium and vitamin D. Washington, D.C: National Academies Press, 2011.

22. Weaver CM, Proulx WR, Heaney R. Choices for achieving adequate dietary calcium with a vegetarian diet. Am J Clin Nutr. 1999;70 (Suppl):543S-8S.

23. Straub DA. Calcium supplementation in clinical practice: a review of forms, doses, and indications. Nutr Clin Pract. 2007;22:286-96.

24. Grüdtner VS, Weingrill P, Fernandes AL. Aspectos da absorção no metabolismo do cálcio e vitamina D. Rev Bras Reumatol. 1997;37(3): 143-51.

25. [SBP] Sociedade Brasileira de Pediatria. Departamento Científico de Endocrinologia. Hipovitaminose D em Pediatria: recomendações para diagnóstico, tratamento e prevenção. São Paulo: Sociedade Brasileira de Pediatria. Departamento Científico de Endocrinologia, 2016.

26. Lanou AJ, Berkow SE, Barnard ND. Calcium, dairy products, and bone health in children and young adults: a reevaluation of the evidence. Pediatrics. 2005;115(3):736-43.

Alergia ao Leite de Vaca 3

Fabíola Isabel Suano de Souza
Elaine Cristina de Almeida Kotchetkoff
Glauce Hiromi Yonamine

Planejamento da Terapia Nutricional

Introdução

A principal forma de tratamento da alergia ao leite de vaca (ALV) é a dieta de exclusão de leite e derivados. O objetivo é evitar o aparecimento de sintomas e proporcionar à criança melhor qualidade de vida, crescimento e desenvolvimento adequados. Para isso, a dieta deve ser planejada e respaldada em um diagnóstico preciso. O acompanhamento da condição nutricional e a educação continuada dos pais e cuidadores são itens fundamentais para o sucesso do tratamento.[1-4]

A ALV, na grande maioria das vezes, tem curso autolimitado e, portanto, a tolerância ao alimento deve ser periodicamente verificada por meio dos testes de provocação oral, exceto em situações de anafilaxia associada à presença de anticorpos específicos às proteínas do leite de vaca (LV).[1,2] Tal procedimento é importante para evitar a adoção da dieta de exclusão por tempo maior do que o necessário.

São etapas do tratamento da ALV:[1-4]

1. Avaliação da condição nutricional;
2. Dieta de exclusão do LV e derivados com substituição apropriada;
3. Orientação nutricional individualizada;
4. Educação continuada para família e cuidadores:
   - Leitura e interpretação da rotulagem;
   - Cuidado com ambientes de alto risco (como escolas, praças de alimentação, festas, dentre outros);

- Orientação quanto a reações graves.

5. Testes de provocação oral periódicos (avaliação de tolerância).

Vale ressaltar que a introdução da alimentação complementar em crianças com ALV deve seguir os mesmos princípios do preconizado para crianças saudáveis. Não há restrição à introdução de alimentos contendo proteínas potencialmente alergênicas (como ovo, peixe, carne bovina, de frango ou suína) a partir do sexto mês, estando os lactentes em aleitamento materno ou utilizando fórmulas infantis especiais.[1,4] Deve-se evitar apenas a introdução simultânea de dois ou mais alimentos fontes de proteínas. A possibilidade de reação cruzada entre LV e carne bovina é inferior a 10%[1] e relaciona-se à presença da albumina sérica bovina, por isso a carne de vaca não deve ser excluída da alimentação da criança a não ser que haja certeza de que o seu consumo esteja relacionado com uma piora dos sintomas.[4]

Para construção de um cardápio saudável para crianças com ALV pode-se utilizar os princípios do Guia Alimentar da População Brasileira, respeitando características culturas, preferências da família e variando os alimentos oferecidos. A base da alimentação deve ser de alimentos *in natura* e minimante processados, respeitando a restrição de LV e derivados.

Dieta de Exclusão do LV e Derivados com Substituição Apropriada

Crianças em aleitamento materno

Nessa condição, a mãe deve ser encorajada a manter o aleitamento materno e realizar dieta de exclusão de LV e derivados com orientação nutricional apropriada. Pode ser necessária suplementação de micronutrientes, especialmente do cálcio na dose de 1.200 mg fracionada duas vezes ao dia, para que as recomendações nutricionais específicas para essa situação sejam atingidas.[1,2]

A literatura relata que, com a adequada dieta de restrição materna, observa-se, em média, melhora dos sintomas no lactente nas formas IgE entre 3 e 6 dias e das não IgE mediadas em 14 dias.[2] Alergia a outros alimentos além do leite (como ovo e soja) e outros diagnósticos diferenciais podem ser considerados diante de um lactente que mantenha os sintomas apesar da adequada dieta de exclusão materna.

Crianças sem aleitamento materno

Nessa condição podem-se utilizar, no manejo dietético da ALV em lactentes, as fórmulas à base de proteína isolada de soja; fórmulas à base de proteínas extensamente hidrolisadas (hidrolisados proteicos), compostas predominantemente por peptídeos (com peso molecular inferior a 3.000 dáltons) e aminoácidos obtidos por hidrólise enzimática e/ou térmica e ultrafiltragem; e fórmulas à base de aminoácidos. As fórmulas devem ser mantidas, preferencialmente, até os 2 anos de idade, sendo o mínimo recomendado até 12 meses de vida.[1,2]

Os consensos atuais que tentam propor protocolos hierárquicos de indicação de fórmulas para tratamento da ALV ainda são embasados mais na opinião de especialistas do que em ensaios clínicos e, por isso, apresentam baixo grau de evidência. São fatores considerados, nesses consensos, para orientar o uso das fórmulas para tratamento da ALV: a idade da criança, segurança, eficiência, comprometimento do estado nutricional e manifestações clínicas, incluindo a gravidade.[1-4]

Fórmulas infantis à base de proteína isolada de soja

Em nosso meio, recomenda-se seu uso nas formas IgE mediadas de alergia sem comprometimento do trato gastrintestinal, para crianças com idade superior a 6 meses. Elas não são recomendadas como primeira opção pelas sociedades científicas internacionais.[1,5]

Apesar de seguras em relação ao crescimento ponderoestatural e mineralização óssea de lactentes, descreve-se que cerca de 10% das crianças com ALV IgE mediada e 50% das não IgE mediadas podem apresentar, também, reação à soja.[1,5,6]

Aspectos de segurança relacionados à composição das fórmulas de soja com maior conteúdo proteico, presença de fitatos, conteúdo mais elevado de alumínio e manganês, glicopeptídeos que podem interferir no metabolismo do iodo e de isoflavonas, como a daidzeína e genisteína, têm sido considerados para seu uso em lactentes.[1,5]

As isoflavonas são consideradas fitoestrógenos e associam-se, em animais de experimentação, com eventos adversos relacionados à carcinogênese e reprodução, especialmente quando administradas em fases precoces da vida. Embora o potencial estrogênico das isoflavonas em humanos pareça inferior ao observado em animais,

42 Terapia Nutricional na Alergia Alimentar em Pediatria

alguns estudos demonstram eventos adversos como a antecipação na idade da menarca de meninas que utilizaram fórmulas de soja antes dos 4 meses de idade.[7] Esses achados justificam a não preconização da fórmula à base de proteína isolada de soja para crianças com ALV e idade inferior a 6 meses; mais estudos com método apropriado e período mais longo de observação são necessários para avaliar os efeitos em humanos.

Fórmulas infantis à base de proteínas extensamente hidrolisadas

São bem toleradas por 90% a 95% das crianças com ALV. Em nosso meio, recomenda-se o uso de fórmulas extensamente hidrolisadas como primeira opção para lactentes com idade inferior a 6 meses com formas IgE mediadas ou em situações de má evolução com fórmulas à base de proteínas isoladas da soja em maiores de 6 meses. Essas fórmulas são preconizadas pelos consensos internacionais como a primeira opção para a maioria dos casos de ALV.[1,2,4]

As proteínas utilizadas como base para a hidrólise são provenientes do LV como as proteínas do soro e caseína, soja e arroz. Há ainda fórmulas com e sem a presença de lactose purificada. Na ausência de intolerância a lactose, o uso de fórmulas extensamente hidrolisadas com lactose purificada associa-se com estímulo à formação de microbiota intestinal com predomínio de bifidobactérias e lactobacilos.[8]

Fórmulas infantis à base de aminoácidos

São fórmulas em que a proteína se encontra sob a forma de aminoácidos livres. A recomendação atual é que sejam utilizadas como primeira opção em lactentes com alto risco de reações anafiláticas (história prévia de anafilaxia e que não estejam em uso regular de fórmulas extensamente hidrolisadas), em situações nas quais não houve resolução dos sintomas com o uso de fórmulas extensamente hidrolisadas.[1,2] (Anexo 9).

Educação continuada para familiares e cuidadores

A leitura criteriosa e a interpretação adequada de rótulos de alimentos e outros produtos industrializados, tais como cosméticos (sabonetes, xampus, cremes hidratantes, dentre outros) e medicamentos (como lactulona e suplementos de cálcio) merecem especial atenção.[1,9]

Não devem ser consumidos alimentos com citações "contém traços de leite" ou "pode conter traços de leite", pois, apesar de o leite não ser um ingrediente do alimento, pode haver alguma quantidade de leite no produto como um contaminante ou que é incorporado durante a preparação. Significa "contém leite" quando nos ingredientes do rótulo estiverem descritos os seguintes termos: leite (*in natura*, condensado, em pó, evaporado, achocolatado, maltado, fermentado); queijo, coalhada, iogurte, creme azedo, creme de leite, chantili, manteiga, margarina, farinha láctea, chocolate ao leite e salame com leite. São sinônimos de leite: caseína, caseinato, lactoalbumina, lactoglobulina, lactulose, lactose, proteínas do soro, *whey protein*, proteína láctea ou composto lácteo.[1,2,9]

Outros aspectos importantes devem ser enfatizados na orientação, como o risco de contaminação cruzada (utensílios empregados no preparo de alimentos com leite, máquinas de cortar embutidos, alimentos adquiridos em padarias, por exemplo), cuidados com ambientes de risco (escola, praças de alimentação e festas) e o que fazer em situações de urgência.

Bebidas vegetais

As bebidas vegetais estão na moda e são cada vez mais utilizadas de forma indevida como substituto do LV em dietas de restrição. Existem poucos estudos sobre o impacto nutricional do uso de bebidas vegetais em crianças. Mas, ao substituirmos um alimento por outro, devemos sempre buscar algo que o mimetize da melhor maneira possível.

O LV é uma proteína de alto valor biológico, pois possui aminoácidos essenciais em quantidade satisfatória. De modo geral, as bebidas vegetais são pobres em proteína (**Tabela 3.1**). Uma revisão realizada na Espanha[10] comparou nutricionalmente as principais bebidas vegetais encontradas naquele país com o LV. Dentre as bebidas pesquisadas, a soja foi a única que pôde ser comparada ao teor proteico do LV, embora seu valor nutricional seja limitado pelo teor de aminoácidos essenciais e pela menor biodisponibilidade.[11]

Outro nutriente importante no LV é o cálcio e, embora esse mineral esteja presente em alimentos de origem vegetal, esses apresentam fatores que interferem na absorção.[12] Em um estudo realizado por

Tabela 3.1
Comparação nutricional de bebidas vegetais com leite de vaca

Nutriente	Bebida de soja com cálcio	Bebida de soja sem cálcio	Bebida de arroz com cálcio	Bebida de arroz sem cálcio	Bebida de aveia com cálcio	Bebida de aveia sem cálcio	Leite de vaca integral em pó
Carboidrato (g)	13,2	13,5	28,9	24,9	15,1	11,2	10,2
Proteína (g)	5,6	5,9	0,4	0,9	1,1	1,4	6,6
Gordura total (g)	3,5	3,0	1,8	3,8	1,9	2,1	7,0
Sódio (mg)	134,0	152,4	86,2	84,2	103,0	76,9	84,0
Cálcio (mg)	211,9	1,5	222,0	–	240,0	–	231,4

Cálculo realizado com base em 200 mL de bebida; os valores das bebidas vegetais se referem à média das bebidas disponíveis no mercado nacional, baseado nas informações nutricionais dos rótulos dos produtos.

Heaney e colaboradores,[13] a biodisponibilidade do cálcio adicionado em algumas bebidas de soja foi comparada com a presente no LV e foi verificado que o cálcio intrinsicamente marcado na bebida de soja teve 75% de eficiência em relação ao do LV. A forma utilizada para fortificar essas bebidas foi o TCP (*tricalcium phosphate*), muito utilizado nos EUA para essa finalidade. Apesar de não ser possível generalizar, pois a escolha e a quantidade de sais influenciam no resultado, concluíram que as bebidas analisadas de soja fortificadas com cálcio não são uma fonte comparável ao LV.

A lactose, carboidrato presente no leite, mas ausente em bebidas vegetais, além de ser importante fonte de energia para o corpo humano, favorece o bom funcionamento do intestino e a absorção do cálcio em crianças.[14,15]

Há relatos de casos sobre as repercussões nutricionais do uso de bebidas vegetais na literatura. Uma revisão[1] levantou estudos de caso publicados desde 2001, relatando as consequências da utilização de bebidas vegetais por crianças. Foram demonstrados vários distúrbios metabólicos associados ao uso de bebidas vegetais (Tabela 3.2). A bebida de soja utilizada por crianças pequenas foi relacionada ao raquitismo e comprometimento de crescimento.

Além das repercussões nutricionais, a literatura descreve questões relativas à toxicidade das bebidas vegetais. Estudo comparando o teor de manganês de bebidas de soja e arroz com fórmulas infantis encontrou níveis elevados desse mineral nessas bebidas vegetais. O manganês é um mineral que, em excesso no organismo, pode

Tabela 3.2		
Tipos de bebidas vegetais usadas por crianças e riscos nutricionais		
Bebida vegetal	**Doença nutricional primária associada**	**Outras doenças associadas**
Amêndoas	Alcalose metabólica	Escorbuto, hiperoxalúria e raquitismo
Arroz	*Kwashiorkor*	Anemia e crescimento comprometido
Soja	Raquitismo	Crescimento comprometido

Adaptado de: Vitoria, 2017[10]

46 Terapia Nutricional na Alergia Alimentar em Pediatria

ter efeitos neurológicos adversos. De acordo com os autores, o uso exclusivo de bebidas vegetais em crianças pode aumentar o risco de distúrbios neurológicos.[16]

O arsênico inorgânico, presente em vários alimentos, principalmente no arroz, já é alvo de estudos há algum tempo e foi classificado como substância cancerígena para os seres humanos pela Agência Internacional de Pesquisas de Câncer.[17] No Brasil, a ANVISA,[18] por meio da resolução nº 42 de 2013, determinou níveis máximos de arsênico inorgânico para diferentes tipos de alimentos. Para arroz e derivados, a concentração desse mineral não deve ultrapassar 0,30 mg/kg. No entanto, mesmo que as bebidas de arroz não ultrapassem esse limite, a Sociedade Europeia de Pediatria, Gastrenterologia, Hepatologia e Nutrição (ESPGHAN)[19] não recomenda seu uso para bebes e crianças pequenas, pois considera que o arsênico inorgânico pode ter efeitos deletérios a longo prazo.

Alergia ao Leite de Vaca e Desnutrição Energético Proteica

O comprometimento da condição nutricional no momento do diagnóstico e durante o tratamento da ALV é condição frequente. Os estudos mostram que, dependendo da idade da criança e manifestação clínica, a prevalência de desnutrição energético proteica (z-escore peso/altura ou índice de massa corporal < -2) e comprometimento estatural (z-escore estatura/idade < -2) chega a 25% e 10%, respectivamente.[20,21]

Nessa situação, o planejamento do tratamento da ALV envolve mais um fator, que é a recuperação da condição nutricional. A Organização Mundial de Saúde, em 1999,[20,21,22] publicou e divulgou o Manual Técnico com as diretrizes básicas do tratamento da desnutrição moderada/grave em lactentes e alguns aspectos desse material devem ser utilizados no tratamento da criança com ALV e desnutrição energético proteica, como:[23]

- Ajustar a oferta de nutrientes visando a recuperação nutricional. Ela é superior à de lactentes com ALV não desnutridos.
  - Oferecer, na fase de recuperação, > 120 kcal/kg/dia e > 2,5 g/kg/dia de proteína;
  - Realizar suplementação de micronutrientes: polivitamínico, zinco (2 mg/kg/dia, máx. 20 mg/dia), cobre (0,3 mg/kg/dia, máx. 2 mg/dia), ferro (3 mg/kg/dia), ácido fólico 1 mg/dia e vitamina A em regiões de alta prevalência de

deficiência (megadose 100.000 UI ou 200.000 UI) por três meses após início do tratamento da desnutrição.

- Controlar a ingestão de fórmula e da alimentação complementar para que se observe se a oferta de nutrientes está adequada para a recuperação nutricional.
- Se necessário, pode-se lançar mão da adição de módulos para aumentar a densidade energética da fórmula, adicionando-se óleo vegetal ou triglicérides de cadeia média (quando há má absorção) entre 1% e 3% e/ou polímeros de glicose ou maltodextrina na concentração entre 1% e 3%.
- A concentração da fórmula (modificação da diluição) aumenta a osmolaridade e a carga potencial de soluto renal da preparação, sendo desaconselhada.
- Se a ingestão energética for inferior à taxa metabólica basal (55 kcal/kg/dia em lactentes) ou abaixo do necessário para a recuperação nutricional, pode-se considerar o uso de terapia nutricional por sondas de curta ou longa duração.
- Se essas metas não estiverem sendo atingidas, deve-se reavaliar o planejamento inicial do tratamento da ALV desde a dieta de exclusão até se a oferta de nutrientes está adequada.

Alergia ao Leite de Vaca e Tolerância a Leite em Produtos Assados (Dieta *Baked*)

Nos últimos anos, pesquisas demonstraram que a maioria dos pacientes com ALV IgE mediada toleram leite em produtos assados, conhecido como tolerância a *baked milk*. Esse fato ocorre devido à modificação da alergenicidade com o processamento do alimento, isto é, o aquecimento desnatura as proteínas termolábeis, dificultando a capacidade de ligação dos anticorpos IgE específicos do leite aos epítopos conformacionais. Além disso, outros ingredientes da receita, por exemplo, a farinha de trigo, parecem ter papel na diminuição da alergenicidade.[24]

Alguns estudos também indicam que a introdução de leite em produtos assados na dieta da criança pode auxiliar a acelerar o desenvolvimento de tolerância a leite não processado; entretanto, ainda há questionamentos quanto ao papel da "dieta *baked milk*" no desenvolvimento de tolerância.[25]

Independentemente da influência sobre a tolerância, a "dieta *baked milk*" pode melhorar a qualidade de vida do paciente e fami-

48 Terapia Nutricional na Alergia Alimentar em Pediatria

liares e contribuir para a melhora do estado nutricional, pela maior variação da dieta.

Como ainda não é possível determinar por meio dos testes de sensibilização alérgica quais são os pacientes que toleram a "dieta *baked milk*", é recomendável que seja realizado teste de provocação oral com supervisão para avaliação desta tolerância.[24] No anexo desse livro, consta exemplo de receita para ser utilizada no teste de provocação oral para *baked milk*.

Os pacientes que passam no teste de provocação oral para *baked mik* podem ser orientados quanto à introdução dessa dieta em casa. Devido à importância da diminuição da alergenicidade pelo aquecimento extenso e influência da matriz alimentar, é essencial fornecer orientações específicas sobre quais alimentos são seguros para consumo.[24,26] A **Tabela 3.3** ilustra um exemplo prático de orientação. Também é interessante fornecer receitas para que o familiar possa fazer em casa.

É importante avaliar o grau de entendimento da família quanto aos alimentos permitidos, para não colocar a criança em risco de reação alérgica. Receitas preparadas no fogão não estão permitidas, como brigadeiro, panqueca, purê com leite, bem como preparações

Tabela 3.3
Recomendações para a introdução de *baked milk* após resultado negativo de teste de provocação oral
Alimentos permitidos
Produtos de panificação (pães, bolos, biscoitos, *muffins*, *cupcakes*) assados a 180 °C ou mais, por 30 minutos
Os produtos devem estar com o centro bem assado (não úmido ou mole)
A quantidade de leite na receita deve ser no máximo 1 xícara de 240 mL para receita com rendimento de 6 porções (no máximo 40 mL por porção)
Se a criança não for alérgica ao trigo, esse deve ser incluído na preparação (não utilizar farinhas sem glúten)
Se consumir produtos de panificação de estabelecimentos comerciais, o leite deve ser listado como terceiro ingrediente ou posterior na lista de ingredientes.

Fonte: Adaptado de Robinson et al., 2018[23] e Groetch et al., 2013.[26]

assadas com outras formas de leite, por exemplo, pizza de queijo, pois o modo, tempo e temperatura de preparo são diferentes. Se houver dúvidas quanto à adesão ao tratamento, pode ser preferível manter a dieta isenta de leite e derivados ou restringir a determinadas preparações, para garantir a segurança da reação alérgica.

Após a introdução da *dieta baked*, é essencial avaliar o impacto sobre a qualidade de vida do paciente e familiares e os riscos e benefícios. O paciente de consultório não precisa ser obrigado a consumir diariamente uma porção de produtos *baked*, pois isso acarreta piora da qualidade de vida ao serem obrigados a consumir esses produtos. Apenas pode ser orientado o que está liberado e o que ainda está restrito. Se o paciente não consumir diariamente esses alimentos, não significa que "perderá" a tolerância. Quando houver necessidade de orientação de consumo diário de produtos *baked*, em função de pesquisa para avaliar a aceleração da tolerância, é necessário orientar variações de preparações, para auxiliar a melhorar a adesão ao protocolo. Ressalta-se a importância de valorizar a alimentação de modo prazeroso e de não "medicalizar" o alimento, para prevenir possíveis transtornos alimentares futuramente.

Outro ponto negativo pode ser a introdução de produtos industrializados ultraprocessados (biscoitos, pães, bolos), piorando a qualidade da alimentação do paciente e divergindo das recomendações do Guia Alimentar para a População Brasileira Brasil 2014. O acompanhamento nutricional desses pacientes é fundamental para manter um padrão alimentar saudável.

Considerações Finais

A ALV é doença frequente, que tem como tratamento a exclusão de leite e derivados em fase crítica do crescimento e desenvolvimento da criança, o que implica riscos em curto e longo prazo. O adequado planejamento do tratamento, com envolvimento de toda a família e, sempre que possível, com participação multiprofissional, é fundamental para o sucesso terapêutico.

Referências Bibliográficas

1. Fiocchi A, Brozek J, Schünemann H, Bahna SL, von Berg A, Beyer K, et al. World Allergy Organization (WAO) Diagnosis and Rationale for Action against Cow's Milk Allergy (DRACMA) Guidelines. Pediatr Allergy Immunol. 2010:21:1-125.
2. Koletzko S, Niggemann B, Arato A, Dias JA, Heuschkel R, Husby S, et al. Diagnostic approach and management of cow's-milk protein allergy in infants and children: ESPGHAN GI Committee Practical Guidelines. JPGN. 2012;55:221-9.

50 Terapia Nutricional na Alergia Alimentar em Pediatria

3. Boyce JA, Assa'ad A, Burks AW, Jones SM, Sampson HA, Wood RA, et al. Guidelines for the diagnosis and management of food allergy in the United States: report of the NIAID-sponsored expert panel. J Allergy Clin Immunol. 2010;126:S1-58.
4. Associação Brasileira de Alergia e Imunopatologia e Sociedade Brasileira de Pediatria. Consenso brasileiro sobre alergia alimentar: 2007. Rev Bras Alergia Imunopato.l 2008;31:65-89.
5. ESPGHAN Committee on Nutrition, Agostoni C, Axelsson I, Goulet O, Koletzko B, Michaelsen KF, et al. Soy protein infant formulae and follow-on formulae: a commentary by the ESPGHAN Committee on Nutrition. J Pediatr Gastroenterol Nutr. 2006;42:352-61.
6. Seppo L, Korpela R, Lönnerdal B, Metsäniitty L, Juntunen-Backman K, Klemola T, et al. A follow-up study of nutrient intake, nutritional status, and growth in infants with cow's milk allergy fed either a soy formula or an extensively hydrolyzed whey formula. Am J Clin Nutr. 2005;82:140-5.
7. Adgent MA, Daniels JL, Rogan WJ, Adair L, Edwards LJ, Westreich D, et al. Early-life soy exposure and age at menarche. Paediatr Perinat Epidemiol. 2012;26:163-75.
8. Niggemann B, von Berg A, Bollrath C, Berdel D, Schauer U, Rieger C, et al. Safety and efficacy of a new extensively hydrolyzed formula for infants with cow's milk protein allergy. Pediatr Allergy Immunol. 2008;19:348-54.
9. Simons E, Weiss CC, Furlong TJ, Sicherer SH. Impact of ingredient labeling practices on food allergic consumers. Ann Allergy Asthma Immunol. 2005;95:426-8.
10. Vitoria, I. The nutritional limitations of plant-based beverages in infancy and childhood. Nutr Hosp. 2017; 34(5):1205-1214.
11. Dietary protein quality evaluation in human nutrition: Report of an FAO Expert Consultation. FAO Food and Nutrition, 31 March-2 April, 2011.
12. Buzinaro EF, Alves de Almeida RN, Mazeto GMFS. Biodisponibilidade do cálcio dietético. Arq Bras Endocrinol Metab 2006; vol 50, nº 5.
13. Heaney RP, Dowell MS, Rafferty K, et al. Bioavailability of the calcium in fortified soy imitation milk, with some observations on method. Am J Clin Nutr 2000;71:1166-9.
14. Ziegler EE, Fomon SJ. Lactose enhances mineral absorption in infancy. Journal of Pediatric Gastroenterology and Nutrition 1983; 2:288-94.
15. Koletzko B, Baker S, Cleghorn G, Neto UF, Gopalan S, Hernell O, et al. Global Standard for the Composition of Infant Formula: Recommendations of an ESPGHAN Coordinated International Expert Group. J Pediatr Gastroenterol Nutr 2005; 41:58-599.
16. Cockwell KA, Bonacci G, Belonje B. Manganese Content of Soy or Rice Beverages is High in Comparison to Infant Formulas. J Am Coll Nutr. 2004 Apr;23(2):124-30.
17. IARC Working Group on the Evaluation of Carcinogenic Risks to Humans. Some drinking-water disinfectants and contaminants, including arsenic. IARC Monogr Eval Carcinog Risks Hum. 2004; 84:1-477.
18. ANVISA. Resolução RDC n° 42 de 29 de agosto de 2013. Ministério da Saúde – MS. Agência Nacional de Vigilância Sanitária – Anvisa.
19. Hojsak I, Braegger C, Bronsky J, et al. Arsenic in rice: a cause for concern. J Pediatr Gastroenterol Nutr. 2015 Jan;60(1):142-5.
20. Vieira MC, Morais MB, Spolidoro JVN, Toporovski MS, Cardoso AL, Araulo GTB, et al. A survey on clinical presentation and nutritional status of infants with suspected cow's milk allergy. BMC Pediatrics. [Internet]. 2010;10:25. Disponível em: http://www.biomedcentral.com/1471-2431/10/25.

21. Meyer R, Venter C, Fox AT, Shah N. Practical dietary management of protein energy malnutrition in young children with cow's milk protein allergy. Pediatr Allergy Immunol. 2012;23:307-14.
22. Brewster DR. Critical appraisal of the management of severe malnutrition: 1. Epidemiology and treatment guidelines. J Paediatr Child Health. 2006 Oct;42(10):568-74.
23. Saccardo Sarni RO, Suano de Souza FI, Catherino P, Kochi C, Ceragioli Oliveira FL, de Nóbrega FJ. Treatment of severe malnourished children with WHO protocol: experience of a referral center in São Paulo, Brazil. Arch Latinoam Nutr. 2005;Dec;55(4):336-44.
24. Robinson ML, Lanser BJ. The Role of Baked Egg and Milk in the Diets of Allergic Children. Immunol Allergy Clin North Am. 2018 Feb;38(1):65-76.
25. Lambert R, Grimshaw KEC, Ellis B, Jaitly J, Roberts G. Evidence that eating baked egg or milk influences egg or milk allergy resolution: a systematic review. Clin Exp Allergy. 2017 Jun;47(6):829-837.
26. Groetch M, Nowak-Wegrzyn A. Practical approach to nutrition and dietary intervention in pediatric food allergy. Pediatr Allergy Immunol. 2013 May;24(3):212-21. doi: 10.1111/pai.12035.

Alergia ao Ovo 4

Lucila Camargo Lopes de Oliveira
Itana Gomes Alves Andrade

Introdução

O ovo é um alimento rico em proteínas de alto valor biológico, vitaminas do complexo B, A, E, K, minerais como ferro, fósforo, selênio e zinco, carotenoides como a luteína e zeaxantina, e também fonte importante de colina. É muito utilizado na culinária de diversas culturas como fonte proteica primordial ou ainda em diversas receitas.

É o segundo alimento mais relacionado a alergias, precedido apenas pelo leite de vaca. Trata-se de uma alergia comum na infância que se inicia geralmente já no primeiro ano de vida.[1] A taxa de sensibilização para ovo em atópicos brasileiros foi estimada em 24,5%, acometendo principalmente a faixa etária dos menores de 2 anos.[2] No entanto, apenas 0,3% a 1,7% das crianças em geral apresentam alergia.[3] É necessário salientar que positividade nos testes alérgicos (sensibilização) não se traduz sempre em alergia (presença de sintomas clínicos) e não se deve estabelecer um diagnóstico de alergia se não houver sintomatologia por ocasião da ingestão/contato com o alérgeno.

A alergia ao ovo determina mais frequentemente sintomas imediatos, como urticária, angioedema, diarreia, vômitos e sintomas respiratórios, que ocorrem até 2 horas após o contato/ingestão com o alimento. Nesses casos, há sensibilização ou presença de IgE específica. No entanto, manifestações mais tardias, como dermatite atópica, esofagite eosinofílica e outras gastroenteropatias também podem ocorrer, havendo maior dificuldade na comprovação da relação causa e efeito, e a positividade em testes alérgicos (sensibilização) não precisa estar presente.[4]

O ovo é o alimento mais envolvido na dermatite atópica (DA), sendo o responsável pela positividade em 2/3 dos testes de provocação oral nas crianças com DA que apresentam alguma alergia alimentar.[5] O risco de sensibilização para aeroalérgenos e desenvolvimento de asma também é maior naqueles que manifestam alergia ao ovo.[6,7]

É fundamental um diagnóstico preciso para o estabelecimento da terapia nutricional adequada, já que, em alergia alimentar, faz-se necessária a restrição do alimento envolvido da dieta, embora outras estratégias estejam em estudo.[8]

No caso da alergia ao ovo, especificamente, a exclusão total do alimento é bastante discutida, uma vez que a ingestão de ovo cozido ou assado pode ser tolerada por grande parte daqueles que apresentam reação ao ovo cru; porém, existem indivíduos que não toleram o ovo cru nem o processado.[9,10] (**Anexo 6**). Isso ocorre porque o ovo (*Gallus domesticus*) compreende diferentes componentes alergênicos.

Componentes da clara

A clara apresenta mais de 20 glicoproteínas descritas, sendo ovomucoide, ovoalbumina, ovotransferrina e lisozima considerados os alérgenos mais importantes e reconhecidos por mais de 50% dos indivíduos avaliados.[11] (**Tabela 4.1**).

A alergenicidade das proteínas depende, em parte, da sua labilidade ao calor e às enzimas digestivas; o ovomucoide, caracteristicamente, demonstra resistência a esses fatores quando comparado aos outros componentes da clara. Ando et al.[12] observaram que concentrações de IgE para ovomucoide superiores a 11 kU_A/L (especificidade clínica de 95%) associam-se a um alto risco de reações a ovo cozido, além de cru, enquanto valores menores que 1 kU_A/L (sensibilidade clínica de 95%) sugerem baixo risco de reação ao ovo cozido, ainda que a forma crua não seja tolerada.

A ovoalbumina é termolábil, e indivíduos que apresentam IgE específica predominantemente para esse componente geralmente toleram ovo processado.[9]

A ovotransferrina (ou conalbumina) também é termolábil e sua importância em alergia ainda é pouco conhecida.[13]

A lisozima é usada como conservante em diversos alimentos por sua ação antibacteriana, podendo estar presente também em medicamentos (colírios, por exemplo) e outros alimentos.[13]

Tabela 4.1 Principais componentes da clara de ovo (*Gallus domesticus*)								
Alérgeno	Nome	Constituinte* (%)	PM	Carboidrato (%)	Atividade de ligação da IgE		A	CTV
					TT	TD		
Gal d 1	Ovomucoide	11	28	$\cong 25$	estável	estável	+++	f233
Gal d 2	Ovoalbumina	54	45	$\cong 3$	instável	instável	++	f232
Gal d 3	Ovotransferrina/ Conalbumina	12	76,6	2,6	instável	instável	+	f323
Gal d 4	Lisozima	3,4	14,3	0	instável	instável	++	k208

Fonte: Adaptada de Benhamou AH, et al. Allergy. 2010;65:283-9.

PM (peso molecular [kDa]); TT (tratamento térmico); TD (tratamento digestivo); A (alergenicidade); CTV (código do teste in vitro); *Porcentagem de proteínas da clara.

Componentes da gema

O principal alérgeno da gema é alfa-livetina (seroalbumina). Esse componente está envolvido na síndrome *bird-egg*, ou pássaro-ovo, na qual há a sensibilização primária por via inalatória a alérgenos de aves e secundária à alfa-livetina, presente na gema. Acomete geralmente adultos que apresentam sintomas respiratórios quando expostos a aves e sintomas imediatos por ocasião da ingestão de ovo.[14]

Terapia Nutricional

A exclusão do alérgeno alimentar tem sido, durante anos, a única forma de tratamento para as alergias alimentares. Contudo, nessa última década, um novo tratamento baseado na administração crescente e controlada do alérgeno emergiu, com resultados promissores. Trata-se, ainda, de um tratamento em estudo, não sendo indicado para a prática clínica convencional. A imunoterapia oral não é isenta de risco e efeitos adversos, incluindo anafilaxia ou esofagite eosinofílica. Há diferentes esquemas em populações com clínicas distintas, dificultando a comparação entre os estudos.[15]

O tratamento de primeira linha da alergia ao ovo ainda é essencialmente nutricional, estando apoiado sobre dois grandes pilares: exclusão do alérgeno da dieta do paciente e utilização de dietas de substituição nutricionalmente adequadas. A intervenção dietética também não está livre de riscos e, se não acompanhada por profissional especializado, pode ocasionar comprometimento nutricional, psicológico e social.[16,17] A falta de consulta com nutricionista pode estar associada ao aumento de 1,89 vezes no risco de reações devido à ingestão acidental do ovo.[18]

O ovo é um ingrediente bastante versátil, sendo utilizado em diversas preparações culinárias, desde produtos de panificação a cremes, sopas, sorvetes, doces etc. e, por isso, a avaliação dos hábitos alimentares deverá ser realizada de maneira minuciosa, por meio de um recordatório de 24 horas, pois além de fornecer informações sobre a ingestão alimentar, poderá revelar eventuais transgressões, principalmente em relação aos "ingredientes ocultos".

Transgressões alimentares devem ser evitadas e, para isso, faz-se necessário uma orientação sobre leitura de rótulos de alimentos. Em 2015, a Agência Nacional de Vigilância Sanitária (ANVISA) aprovou uma resolução obrigando a indústria alimentícia a informar no rótulo a presença do alérgeno alimentar como ingrediente, facilitando a adesão à dieta.[19]

A restrição do ovo diminui significativamente as opções alimentares, o que pode causar impacto na qualidade de vida. Alguns substitutos podem ajudar no manejo diário da dieta (**Tabela 4.2**). Outros substitutos estão descritos no capítulo 14 (**Anexo 6**).

Tabela 4.2
Substitutos de ovo na culinária
• 1 colher (chá) de fermento em pó + 1 colher (sopa) de líquido + 1 colher (sopa) de vinagre
• 1 colher (chá) de fermento dissolvido em ¼ de xícara de água morna
• 1½ colher (sopa) de água + 1½ colher (sopa) de óleo + 1 colher (chá) de fermento
• 1 colher (sopa) de purê de frutas, como banana ou maçã
• 1 pacote de gelatina + 2 colheres (sopa) de água morna (não misturar até que esteja pronto para uso)

Fonte: Adaptada de Burns-Ogle et al. Manual of medical nutrition therapy, 1996.[20]

A avaliação do estado nutricional requer uma investigação criteriosa dos hábitos alimentares, da composição corporal e de exames bioquímicos/clínicos.

A anamnese alimentar deve contemplar não apenas os alimentos consumidos, mas a quantidade e o momento da ingestão, assim como os ingredientes alimentares identificáveis, o tempo decorrido entre a ingestão do alimento e o aparecimento dos sintomas e os sintomas observados.

A análise da composição corporal inclui tanto as medidas de peso, estatura e Índice de Massa Corporal (IMC), classificadas de acordo com a Organização Mundial de Saúde (OMS), quanto as medidas de composição corporal, como dobras cutâneas e circunferências. É de fundamental importância que essas medidas sejam representadas em gráficos e avaliadas rotineiramente em relação às mensurações anteriores.

Com respaldo na avaliação do estado nutricional, são propostos os objetivos da terapia nutricional.

É importante ressaltar que, em relação à introdução da alimentação complementar, esta não deve ser postergada, pois não há evidências que a introdução tardia (além dos 6 meses) diminua

58 Terapia Nutricional na Alergia Alimentar em Pediatria

a prevalência de doenças alérgicas.[21-23] Além disso, os estudos de coorte LISA e GINI relataram risco aumentado de eczema quando a introdução do ovo ocorreu após o primeiro ano de vida.[21,22]

Ainda não é possível prever com segurança, por dados de anamnese ou laboratoriais, quais indivíduos alérgicos ao ovo cru toleram ovo processado. Embora aqueles que não toleram ovo processado tenham maiores concentrações de IgE para ovomucoide, não existe um valor que possa ser usado como referência. Faz-se ainda necessário o teste de provocação oral.[10]

A introdução de alimentos contendo ovo processado naqueles que o toleram é segura e associa-se a parâmetros que sugerem promoção de tolerância como a diminuição do grau de sensibilização a ovo em testes *in vitro* e *in vivo* e o aumento das concentrações séricas de IgG_4 específicas a ovomucoide e ovoalbumina.[10]

O grau de processamento do ovo parece estar relacionado à desnaturação do ovomucoide e consequente diminuição da alergenicidade. Dessa maneira, têm-se arbitrariamente três classes de apresentação das proteínas do ovo na alimentação. A forma crua, como nas maioneses caseiras; a parcialmente cozida, como nos ovos mexidos; e, por fim, a processada, como em massas cozidas e hambúrguer (**Quadro 4.1**).

A progressão da dieta (ovo extensamente processado, ovo parcialmente processado e ovo cru) deve ser decidida segundo critérios clínicos seguros. Não deve ser encorajada a ingestão do ovo sem a prévia concordância da equipe multiprofissional.

Erros quali e quantitativos no consumo alimentar devem ser corrigidos. Em casos de acometimento do estado nutricional e impossibilidade de atingir as necessidades nutricionais por via alimentar, deve ser levantada a possibilidade de suplementação.

Cabe ressaltar que a ANVISA, por motivos de segurança alimentar, não recomenda o consumo do ovo cru.

Tolerância × Persistência

Acreditava-se que a maioria das crianças alérgicas a ovo se tornasse tolerante até a idade escolar,[25] contudo estudo demostrou persistência da alergia em boa parte dos adolescentes.[26]

Crianças com concentrações maiores de IgE para clara de ovo apresentam menor chance de desenvolverem tolerância,[26] sendo principalmente a sensibilização dirigida a epítopos lineares de ovomucoide a mais associada à maior duração da alergia.[27] Sintomas

Quadro 4.1		
Classificação do ovo quanto ao cozimento		
Ovo cru	**Ovo parcialmente cozido**	**Ovo extensamente cozido**
Maionese caseira	Ovo mexido	Biscoitos
Mousse	Ovo frito	*Waffles*
Sorvete	Ovo cozido	Massas pré-cozidas
Marzipã	Ovo à *poché*	Panquecas
Molho tártaro	Omelete	Pudins
Creme para salada	Arroz à primavera	Salsicha
Queijos com clara de ovo	Gemada	Hambúrguer
Glacê de bolo	Merengue	Empanados
Alimentos crus que contenham ovos (massa de bolo)	*Marshmallows* Torta de limão	Barra de chocolate que contém ovo em pó
Lisozima	*Flan*	
	Fio de ovos	
	Quindim	
	Quiche	
	Molho holandês	
	Creme *brulée*	
	Massa de *tempurá*	
	Pastel Santa Clara	

Fonte: Adaptado de Clark AT et al. Clin Exp Allergy. 2010;40:116-29.[24]

mais leves de alergia a ovo, menos idade por ocasião do diagnóstico, menor tamanho da pápula ao teste cutâneo de hipersensibilidade imediata e maior velocidade de diminuição das concentrações de IgE específica também estão relacionados a uma maior rapidez de resolução da alergia.[26]

Considerações Finais

A imunização dos alérgicos a ovo com vacinas produzidas em ovo e derivados é uma preocupação frequente. A vacina tríplice viral (sarampo, caxumba e rubéola) é cultivada em fibroblastos de embrião de galinha. Possui quantidades desprezíveis de proteínas do ovo e é, portanto, indicada mesmo para alérgicos a ovo.[21]

Estudos recentes têm demonstrado segurança na aplicação da vacina contra a influenza, mesmo em alérgicos a ovo.[28,29] Assim sendo, em setembro de 2016, a Associação Brasileira de Alergia e Imunologia emitiu um posicionamento no qual não contraindica essa vacina em alérgicos a ovo. Orienta a administração da dose total em ambiente apropriado para socorro de possível anafilaxia. Recomenda-se utilizar vacinas com concentração de ovoalbumina menor que 0,7 mcg/0,5 mL e observar o paciente por 30 minutos após a vacina. Por precaução, aqueles com reações graves a doses anteriores da vacina ou anafilaxia ao ovo devem ser avaliados por um alergologista.[30]

A vacina contra febre amarela pode causar reações em alérgicos a ovo e galinha. Sua indicação em casos extremamente necessários deve ser minuciosamente averiguada por especialistas capacitados, através de testes cutâneos específicos e, por vezes, é imprescindível o procedimento de dessensibilização.[21]

Referências Bibliográficas

1. Boyano Martinez T, Garcia-Ara, Diaz-Pena JM, et al. Validity of specific IgE antibodies in children with egg allergy. Clin Exp Allergy. 2001;31(9):1464-9.
2. Naspitz CK, Solé D, Jacob CA, et al. Sensitization to inhalant and food allergens in Brazilian atopic children by in vitro total and specific IgE assay. Allergy Project – PROAL. J Pediatr. 2004;80(3):203-10.
3. Rona JR, Keil T, Summers C, et al. The prevalence of food allergy: a meta-analysis. J Allergy Clin Immunol. 2007;638-46.
4. Caubet J-C, Wang J. Current understanding of egg allergy. Pediatr Clin N Am. 2011;58:427-43.
5. Niggemann B, Sielaff B, Beyer K, et al. Outcome of double-bind, placebo-controlled food challenge tests in 107 children with atopic dermatitis. Clin Exp Allergy. 1999;29(1):91-6.
6. Nickel R, Kulig M, Forster J, et al. Sensitization to hen's egg at the age of twelve months is predictive for allergic sensitization to common indoor and outdoor allergens at the age of three years. J Allergy Clin Immunol. 1997;99(5):613-7.
7. Ricci G, Patrizi A, Baldi E, et al. Long-term follow-up of atopic dermatitis: retrospective analysis of related risk factors and association with concomitant allergic diseases. J Am Acad Dermatol. 2006;55(5):765-71.
8. Nowak-Wegrzyn, Sampson HA. Future therapies for food allergy. J Allergy Clin Immunol. 2011;558-73.

Alergia ao Ovo **61**

9. Urisu A, Ando H, Morita Y, et al. Allergenic activity of heated and ovomucoid--depleted egg white. J Allergy Clin Immunol. 1997;100(2):171-6.
10. Lemon-Mulé H, Sampson HA, Sicherer SH, et al. Immunologic changes in children with egg allergy ingesting extensively heated egg. J Allergy Clin Immunol. 2008;122: 977-83.
11. Benhamou AH, Caubet J-C, Eingemann PA, et al. State of the art and new horizons in the diagnosis and management of egg allergy. Allergy. 2010;65:283-9.
12. Ando H, Movérare R, Kondo Y, et al. Utility of ovomucoid-specific IgE concentrations in predicting symptomatic egg allergy. J Allergy and Clin Immunol. 2008;122:583-8.
13. Caubet J-C, Kondo Y, Urisu A, et al. Molecular diagnosis of egg allergy. Curr Opin Allergy Clin Immunol. 2011;11:210-5.
14. Szépfalusi Z, Ebner C, Pandjaitan R, et al. Egg yolk alpha-livetin (chicken serum albumin) is a cross-reactive allergen in the bird-egg syndrome. J Allergy Clin Immunol. 1994;127:558-73.
15. Ibáñez MD, Escudero C, Sánchez-García S, et al. Comprehensive Review of Current Knownledge on Egg Oral immunotherapy. J Investig Allergol Clin Immunol 2015;25:316-28.
16. Medeiros LCS, Speridião PGL, Sdepanian VL, et al. Ingestão de nutrientes e estados nutricional de crianças em dieta isenta de leite de vaca e derivados. J Pediatr (Rio J). 2004;80:363-70.
17. Noimark L, Cox HE. Nutritional problems related to food allergy in childhood. Pediatr Allergy Immunol. 2008;19:188-95.
18. Begin P, Filion C, Graham F, et al. Consultation with registered dietitian to prevent acidental reactions to food: insight from na egg allergy influenza vaccination cohort. Eur J Clin Nutr. 2017;71(2):287-9.
19. Ministério da Saúde – MS – Agência Nacional de Vigilância Sanitária – ANVISA – RDC nº 26, de 2 de julho de 2015. Dispõe sobre os requisitos para rotulagem obrigatória dos principais alimentos que causam alergias alimentares.
20. Burns-Ogle, Doerr J, Martin B, editors: Manual of medical nutrition therapy. Ed 3, Oklahoma City, 1996, Oklahoma Dietetic Association.
21. Zutavern A, Brockow I, von Schaaf B, et al. Timing of solid food introduction in relation to eczema, asthma, allergic rhinitis, and food and inhalant sensitization at the age of 6 years: results from the prospective birth cohort study LISA. Pediatrics 2008;121:e44-52.
22. Filipiak B, Zutavern A, Koletzko S, et al. Solid food introduction in relation to eczema: results from a 4 year prospective birth cohort study. J Pediatr 2007;151:352-8.
23. Fleischer DM, Spergel JM, Assa'ad AH, et al. Primary prevention of allergic disease through nutritional interventions. J Allergy Clin Immunol Pract 2013;1:29-36.
24. Clark AT, Skypala I, Leech SC, et al. British Society for Allergy and Clinical Immunology guidelines for the management of egg allergy. Clin Exp Allergy. 2010;40:116-29.
25. Wood RA. The natural history of food allergy. Pediatrics. 2003;111(6 Pt 3):1631-7.
26. Savage JH, Matsui EC, Skripak JM, et al. The natural history of egg allergy. J Allergy Clin Immunol. 2007;120:1413-7.
27. Järvinen K-M, Beyer K, Vila L, et al. Specificity of IgE antibodies to sequential epitopes of hen's egg ovomucoid as a marker for persistence of egg allergy. Allergy. 2007;62:758-65.

62 Terapia Nutricional na Alergia Alimentar em Pediatria

28. Turner PJ, Southern J, Andrews NJ et al. on behalf of the SNIFFLE-2 Study Investigators. Safety of live attenuated influenza vaccine in young people with egg allergy: multicentre prospective cohort study. BMJ 2015;351:h6291.
29. Roches A, Samaan K, Graham F, et al. Sfe vaccination of egg allergic patients wuth live attenuated influenza vaccine. J Allergy Clin Immunol Pract 2015;3:138-9.
30. Posicionamento da ASBAI em relação à aplicação da Vacina Influenza em pacientes alérgicos a ovo. [Internet]. Disponível em: http://www.asbai.org.br/imagebank/2016-09-26-PARECER-VACINA-INFLUENZA-X-ALERGIA-OVO-AS-BAI-2016- Fatima.pdf.

Alergia a Amendoim e Castanhas

5

Renata Rodrigues Cocco
Ana Carolina Rozalem Reali
Elaine Cristina de Almeida Kotchetkoff

Introdução

Há alguns anos, as alergias a amendoim e castanhas eram tratadas como um problema de saúde pública que acometia países como os EUA e o Reino Unido, preferencialmente, devido ao alto consumo pela população local. Desde então, a prevalência de reações por esses alimentos parece crescer de modo constante, e o número de crianças jovens com alergias graves é também uma realidade no Brasil.

Um estudo norte americano revela que amendoim e castanhas são responsáveis por até 90% das mortes por anafilaxia, enquanto 18% a 40% de todas as anafilaxias alimentares são causadas pela ingestão de castanhas.[1] Além da gravidade, a história natural consiste em outro fator preocupante: alergia a amendoim iniciada na infância apresenta pequena chance de remissão (20%), e se iniciada na adolescência ou idade adulta, o desenvolvimento de tolerância oral é muito improvável. O mesmo acontece com as alergias a castanhas, independentemente da idade de início dos sintomas.[2]

O aparente aumento da ingestão relacionado aos potenciais benefícios desses alimentos, as características alergênicas de suas proteínas e as formas de processamento que contribuem em acentuar a alergenicidade constituem alguns dos principais fatores para o aumento da incidência destas alergias,[3] responsáveis por um grande prejuízo na qualidade de vida do paciente e sua família.

Alérgenos

Amendoim

O amendoim pertence à família das leguminosas, à semelhança da ervilha, lentilha, feijão e soja, dentre os quais pode haver cossensibilização ou, mais raramente, reatividade cruzada.

Seus principais alérgenos compreendem proteínas das classes das cupinas, prolaminas, PR-10 e proteínas transportadoras de lipídeos (LTP), essas últimas como principais responsáveis pela sensibilização cruzada intra e entre espécies, incluindo as castanhas.[4]

A Tabela 5.1 descreve as principais proteínas do amendoim, separadas de acordo com as respectivas classes a que pertencem. A sigla *Ara h* advém do nome científico do amendoim, em latim *Arachis hypogaea*.

Proteínas de estocagem da classe das prolaminas (*Ara h 2, Ara h 6*) apresentam grande relação com reações graves e sistêmicas, enquanto as frações proteicas pertencentes às classes das profilinas, LTP e PR-10 associam-se mais comumente a sintomas leves e limitados à orofaringe. Além disso, são grandes responsáveis pela sensibilização cruzada entre espécies da mesma família, alimentos derivados de plantas de outras ordens taxonômicas (ex.: trigo, amendoim, gergelim) ou alérgenos não alimentares (ex.: pólens). Frente à positividade de exames de IgE específica, deve-se prosseguir para o teste de provocação oral para confirmação de reatividade clínica.

Tabela 5.1				
Principais proteínas constituintes do amendoim e suas respectivas classes taxonômicas				
2S albuminas (prolaminas: proteínas de estocagem)	7S albuminas (cupinas: proteínas de estocagem)	PR-10	Proteínas transportadoras de lipídeos (LTP)	Profilinas
Ara h 2, Ara h 6	*Ara h 1, Ara h 3*	*Ara h 8*	*Ara h 9*	*Ara h 5*

Adaptado de Chan ES et al.[4]

Castanhas

A maioria dos alérgenos das castanhas consiste em proteínas de estocagem, o que justifica a gravidade das reações. Profilinas e LTP, em menor proporção, conferem a possibilidade de sensibilização cruzada intra e entre espécies, conforme descrito para o amendoim.

As principais espécies responsáveis pelas alergias são as nozes, amêndoas, pistache, castanha-de-caju, castanha-do-pará, avelã e macadâmia, com frequências variáveis e relacionadas com a região geográfica em que mais são consumidas.[5]

A prevalência de reatividade cruzada entre os diferentes tipos de castanhas é descrita em torno de 10% a 40%, com maior frequência entre castanha-de-caju e pistache, nozes e noz pecan, amêndoas e avelã.[6,7] Dentre as demais espécies, a sequência de proteínas idênticas não é tão alta, mas devido à chance de reatividade clínica, alguns autores orientam a restrição completa do grupo na vigência de alergia a pelo menos uma delas.[8]

Outros alimentos como amendoim, soja e gergelim também podem desencadear reações cruzadas em um grupo menor de pacientes alérgicos a castanhas, pelo fato de compartilharem semelhanças estruturais de proteínas. Estima-se que a concomitância de alergia a amendoim e castanhas varie entre 20% e 68%,[6,7] e alergia a gergelim parece afetar de 8% a 14% dos pacientes alérgicos a castanhas.[9]

Diagnóstico

A anamnese é fundamental na investigação das alergias alimentares. No caso das alergias a castanhas e amendoim, a história clínica é geralmente típica: por ser essencialmente mediada por IgE, a maior parte das reações ocorre em minutos após a ingestão do alérgeno, apresenta caráter grave e sistêmico. Sintomas leves e restritos à orofaringe (Síndrome da Alergia Oral) podem ser desencadeados especialmente com amendoim, amêndoa e avelã em pacientes previamente sensibilizados a polens.[10] Castanhas, especialmente a castanha do Pará e castanha de caju, desencadeiam sintomas respiratórios agudos mais frequentemente do que o amendoim.

Apesar da menor frequência, amendoim e castanhas também estão descritos como possíveis desencadeantes de doenças com mecanismo imunológico misto, caso da dermatite atópica e esofagite eosinofílica. No entanto, devido ao caráter multifatorial das duas doenças, dificilmente o amendoim ou as castanhas são desencadeantes únicos e, geralmente, são reintroduzidos rapidamente à dieta, sem prejuízo clínico e/ou histológico.[11]

Testes laboratoriais

Devem ser realizados apenas mediante suspeita clínica, uma vez que resultados positivos isolados não estabelecem o diagnóstico.

Caso a reação tenha sido recente e houver a confirmação da presença de IgE específica (*in vivo* e/ou *in vitro*), não há necessidade de se prosseguir para testes de provocação oral para confirmar a alergia. Quando a história é duvidosa e os exames apresentam baixos valores de positividade, o teste oral pode ser indicado com todos os cuidados requeridos para o procedimento.[2]

A interpretação dos resultados deve ser criteriosa e consciente de que testes positivos para alimentos homólogos ao desencadeante da reação podem não apresentar reatividade clínica.

Devido à concomitância de sensibilização e reatividade entre amendoim e castanhas, a investigação diagnóstica deve estender-se para permitir uma conduta segura em relação às dietas de exclusão. Quando uma alergia do grupo é identificada, o paciente deve ser questionado sobre o consumo recente dos outros alérgenos: alimentos consumidos sem reações não precisam ser investigados ou excluídos.

Situações em que o paciente nunca ingeriu ou não ingere há um tempo prolongado outros alérgenos do grupo, existe moderado risco de alergia concomitante. A detecção da IgE específica para estes alimentos pode ser solicitada, mas resultados positivos devem ser esclarecidos via teste de provocação oral.[6] Convém ressaltar que múltiplos testes orais podem se tornar um inconveniente ao paciente.

O refinamento dos testes diagnósticos atuais permite que as frações proteicas dos alérgenos sejam mensuradas *in vitro*, o que configura maior acurácia quando comparados aos extratos do alimento completo. Um exemplo é o *Ara h 2* que, quando positivo, apresenta maior sensibilidade e especificidade para detectar pacientes alérgicos a amendoim.[2,6] Os componentes proteicos para as castanhas apresentam menor disponibilidade de acesso no Brasil.

Por fim, o teste de ativação de basófilos (BAT) parece ser uma ferramenta promissora para a avaliação do paciente, especialmente na indicação para o teste de provocação oral. Apesar de sua melhor especificidade em relação aos testes de IgE específica, o teste carece de validação e adaptações à prática clínica.

Manejo

O manejo do paciente com alergia a amendoim e/ou castanhas requer as orientações sobre as maneiras de se evitar os alimentos, puros ou em diferentes preparações culinárias e tratamento medicamentoso em casos de ingestão acidental. O porte da adrenalina auto injetável é especialmente importante nestes pacientes. Pacientes asmáticos devem estar corretamente tratados devido à maior probabilidade de anafilaxia. As informações devem se estender à família, escola e demais cuidadores.

Tratamento nutricional

Uma consideração específica do manejo de alergia a amendoim e castanhas se deve à decisão da amplitude da dieta de exclusão. Considera-se a exclusão de todo o grupo de castanhas após o diagnóstico de alergia a uma delas.[2] Cerca de um terço dos pacientes apresenta alergia concomitante a outra castanha, com risco de reação grave. Além disso, durante o processamento de produtos manipulados, a chance de contaminação cruzada e ingestão inadvertida é relevante. O paciente com alergia a amendoim e tolerante às castanhas (e vice-versa) pode ser orientado quanto aos cuidados de contaminação se optar por incluir o alimento não alergênico na dieta.

Orientações sobre a exclusão de amendoim e castanhas

Além de compartilhar proteínas homólogas, amendoim e castanhas apresentam semelhança física, o que torna a vida do indivíduo alérgico mais difícil. Assim sendo, a leitura de rótulos e o reconhecimento do alérgeno são muito importantes, visto que o grupo das castanhas é extenso e diferenciá-las não é tão simples como parece. Deve-se atentar a outras fontes passíveis de conter os alérgenos, como alguns produtos de higiene pessoal.

Alimentos adquiridos a granel podem sofrer contaminação cruzada por meio de pegadores, potes mal higienizados ou por via aérea. Do mesmo modo, estabelecimentos comerciais que utilizam amendoim e castanhas são potencialmente arriscados para o paciente alérgico, caso das culinárias africana, asiática e mexicana. Ainda que seja solicitada a exclusão do ingrediente da preparação, existe o risco de contaminação cruzada pela contaminação de utensílios comuns.

De modo geral, os óleos não são motivo de preocupação na alergia alimentar, uma vez que seu refinamento dissociaria as proteínas da parte lipídica. No entanto, a forma de extração pode acarretar risco de contaminação, como no caso do óleo de amendoim. Se altamente refinado, parece não conter partículas significantes de proteínas. Se prensado a frio, resíduos de partículas alergênicas podem se manter presentes.[2]

A **Tabela 5.2** descreve fontes alimentares que devem ser evitadas ou duvidosas quanto à presença de amendoim e castanhas.

Tabela 5.2 Alimentos a serem evitados ou duvidosos quanto à presença de amendoim e/ou castanhas	
Alimentos a serem evitados	**Alimentos que podem conter amendoim e/ou castanhas**
Óleo de *Arachis*	Pratos africanos, asiáticos e mexicanos
Essência de castanha	Biscoitos
Essência de nozes	Cereais matinais
Xerem (amendoim picado)	Chocolates
Óleo de amendoim prensado a frio, também conhecido como óleo *gourmet*	Sobremesas industrializadas
Tremoço – muito utilizado em mistura de farinhas sem glúten	Frutas secas ou mix de frutas secas
Madelonas (amendoins embebidos em essência de amêndoa)	Molhos para carnes e saladas (molho de enchilada, chili, *satay*, *gravy*)
Mix de oleaginosas	Barrinhas de cereal
Manteiga de amendoim	Sorvete
Farinha de amendoim	Geladinho (também conhecido como chup-chup ou sacolé)
Hidrolisado de proteína de amendoim	Marzipan
	Nougat
	Pralinê
	Pesto
	Petiscos
	Sopa
	Pratos vegetarianos
	Glacês e coberturas de bolos, biscoitos e pães
	Panquecas
	Comida para cães (e outros animais)
	Sementes de girassol (podem ter sido manufaturadas com amendoim)

Fonte: autoria própria

Imunoterapia

Várias linhas de pesquisa estão em andamento para um tratamento definitivo, especialmente para a alergia ao amendoim. Imunoterapia oral, sublingual e epicutânea despontam como promissoras alternativas.[12]

Apesar do perfil de segurança favorável, as formas sublingual e epicutânea parecem pouco efetivas. A imunoterapia oral demonstrou aquisição de tolerância sustentada em cerca de metade dos pacientes submetidos ao tratamento, mas os efeitos adversos são diretamente proporcionais. Outras formas de dessensibilização estão em andamento e deverão estar disponíveis nos próximos anos.

Prevenção

Uma robusta coorte britânica (LEAP, do inglês *Learning about Peanut Allergy*) avaliou os efeitos da introdução do amendoim em diferentes momentos da vida da criança e comparou os grupos quanto ao desenvolvimento de alergia a amendoim. Os autores concluíram que a introdução precoce do alimento em pacientes de alto risco (ex.: alergia a ovo ou dermatite atópica no primeiro ano de vida) funcionou como proteção do desenvolvimento de alergia a amendoim.[13] Ainda que o estudo tenha sido realizado em outra população, a mensagem final é a de que não há indicação para o atraso na introdução de qualquer alimento com fins de prevenir o aparecimento de alergias.

No Brasil, a recomendação é que o lactente mantenha aleitamento materno exclusivo até o 6º mês de vida e a partir daí, alimentos nutricionalmente adequados sejam introduzidos na dieta do lactente.

Do mesmo modo, não há indicação de se suspender amendoim ou castanhas da dieta de gestantes ou nutrizes como maneira de minimizar o aparecimento de alergias alimentares no feto/lactente.[14]

Referências Bibliográficas

1. Kusari A, Han A, Eichenfield L. Recent advances in understanding and preventing peanut and tree nut hypersensitivity. F1000 Research 2018, 7 (F1000 Faculty Rev):1716.
2. Stiefel G, Anagnostou K, Boyle RJ, Brathwaite N, Ewan P, Fox AT, et al. BSACI guideline for the diagnosis and management of peanut and tree nut allergy. Clin Exp Allergy. 2017;47(6):719-739.
3. Weinberger T, Sicherer S. Current perspectives on tree nut allergy: a review. Journal of Asthma and Allergy 2018:11 41-51.
4. Chan ES, Greenhawt MJ, Fleischer DM, Caubet JC. Managing Cross-Reactivity in Those with Peanut Allergy. J Allergy Clin Immunol Pract. 2019;7(2):381-386.

5. Weinberger T, Sicherer S. Current perspectives on tree nut allergy: a review. Journal of Asthma and Allergy 2018:11 41-51.
6. Eigenmann PA, Lack G, Mazon A, Nieto A , Haddad D, Brough HA, Caubet JC. Managing Nut Allergy: A Remaining Clinical Challenge. J Allergy Clin Immunol Pract 2017;5:296-300.
7. Maloney JM, Rudengren M, Ahlstedt S, Bock SA, Sampson HA. The use of serum-specific IgE measurements for the diagnosis of peanut, tree nut, and seed allergy. J Allergy Clin Immunol. 2008;122(1):145-151.
8. Smeekens JM, Bagley K, Kulis M. Tree nut allergies: Allergen homology, cross--reactivity, and implications for therapy. Clin Exp Allergy. 2018;48(7):762-772.
9. Tuano KTS, Dillard KH, Guffey D, Davis CM. Development of sesame tolerance and cosensitization of sesame allergy with peanut and tree nut allergy in children. Letters/Ann Allergy Asthma Immunol 2016; 117: 703-727.
10. Gupta RS, Springston EE, Warrier MR, Smith B, Kumar R, Pongracic J, et al. The prevalence, severity, and distribution of childhood food allergy in the United States. Pediatrics 2011;128:e9-17.
11. Kliewer KL, Cassin AM, Venter C. Dietary Therapy for Eosinophilic Esophagitis: Elimination and Reintroduction. Clin Rev Allergy Immunol. 2018;55(1):70-87.
12. Gernez Y, Nowak-Węgrzyn A. Immunotherapy for Food Allergy: Are We There Yet? J Allergy Clin Immunol Pract. 2017;5(2):250-272.
13. Du Toit G, Roberts G, Sayre PH, et al. Identifying infants at high risk of peanut allergy: the Learning Early About Peanut Allergy (LEAP) screening study. J Allergy Clin Immunol. 2013; 131(1): 135-43.e1-12.
14. Greer FR, Sicherer SH, Burks W. Committee on Nutrition, Section on Allergy and Immunology. The effects of early nutritional interventions on the development of atopic disease in infants and children: the role of maternal dietary restriction, breastfeeding, hydrolyzed formulas, and timing of introduction of allergenic complementary foods. Pediatrics 2019;143(4).

Alergia a Peixes e Frutos do Mar   6

Ana Carolina Rozalem Reali
Raquel Bicudo Mendonça
Renata Rodrigues Cocco

Introdução

Teoricamente, o termo frutos do mar refere-se a vários grupos distintos de animais aquáticos comestíveis, incluindo peixes, crustáceos e moluscos.[1] Porém, neste capítulo, optou-se por designar "frutos do mar" apenas os crustáceos e moluscos, considerando que ambos possuem componentes proteicos semelhantes, os quais se diferem dos componentes encontrados nos peixes.

Peixes e os aqui chamados frutos do mar são animais de categorias biológicas distintas. Peixes são vertebrados (possuindo ossos ou cartilagens) e vivem em água doce ou salgada, dependendo da espécie. Enquanto os moluscos e crustáceos são invertebrados. Os crustáceos fazem parte do filo dos artrópodes e vivem na água (doce ou salgada). Já o filo dos moluscos possui classes de animais que podem viver na água ou em ambiente terrestre, como o escargot, um caracol comestível da classe dos Gastrópodes.[1]

Os crustáceos comestíveis mais comuns são: siri, caranguejo, camarão, lagosta e krill, do qual costuma-se extrair o óleo. Já o grupo dos moluscos inclui: lula, polvo, ostra, mexilhão, entre outros bivalves comestíveis, que recebem diferentes nomes, conforme a cultura regional.[1]

Peixes e frutos do mar fazem parte dos 8 grupos de alimentos mais frequentemente desencadeantes de alergia alimentar (AA). De acordo com uma recente revisão sistemática, a alergia a peixes afeta de 0% a 7% da população geral, enquanto a frutos do mar, a proporção é estimada entre 0 e 10%, dependendo do método diagnóstico adotado. Quando testes de provocação oral são usados, a prevalência encontrada é de 0 a 0,3% para peixes e 0,5 a 0,9% para frutos do mar.[2] Muito importante citar que a prevalência é bastante variável de acordo com o consumo local. Nos países europeus e asiáticos, em que esses alimentos são considerados básicos na alimentação, os índices de alergia são maiores.[1] Em Hong Kong, Taiwan e países do sudeste asiático, por exemplo, os frutos do mar são a principal causa de anafilaxia.[3]

Alergias a peixes e frutos do mar acometem pacientes de qualquer idade e os crustáceos compreendem a maior causa de AA iniciada na vida adulta. Independentemente da idade de início, caracterizam-se pelo caráter persistente, que perdura por toda a vida.[4]

Características dos Alérgenos

Peixes

Atualmente, 21 alérgenos de 15 espécies de peixes já foram identificados. O principal alérgeno encontrado foi a parvalbumina, uma pequena proteína, de baixo peso molecular (10 a 12 kDa), que fica ligada ao cálcio no músculo dos peixes, apresentando resistência à digestão enzimática e ao calor.[5]

Duas isoformas de parvalbumina foram identificadas, alfa e beta. A parvalbumina alfa é encontrada principalmente em peixes cartilaginosos (ex.: tubarões e raias), ela parece não ser alergênica e pacientes alérgicos a outros peixes podem tolerar sua ingestão. Já a parvalbumina beta, encontrada nos peixes ósseos e outros vertebrados, é responsável pela reatividade cruzada de peixes de ordens taxonômicas distintas.[5,6] No entanto, monossensibilização já foi descrita para linguado, peixe-espada, tilapia, atum, bacalhau e salmão.[6]

Peixes com mais fibras musculares brancas têm maior concentração de parvalbumina, em comparação com aqueles com mais fibras musculares escuras. Desse modo, peixes como bacalhau e carpa têm mais parvalbumina do que atum, por exemplo.[5]

Além da parvalbumina outros alérgenos podem ser destacados, tais como a aldolase A e a β-enolase, proteínas sensíveis ao tratamento térmico, geralmente encontradas em bacalhau, salmão e atum, dentre outros peixes.

Parvalbumina, aldolase A e β-enolase são encontradas também na carne de frango, répteis e anfíbios. A reatividade cruzada entre peixe e frango tem sido descrita como o fenômeno da "síndrome peixe frango".[5,6]

Além dos alérgenos já citados, a Organização Mundial da Saúde (OMS) reconhece mais dois alérgenos oficiais dos peixes, a vitelogenina (presente em ovas de peixes, como o caviar) e a tropomiosina, sendo esta última encontrada em apenas uma espécie de peixe (*Mozambique tilápia*).[1,6]

Frutos do mar

Quarenta e quatro alérgenos de 24 espécies diferentes de crustáceos e moluscos já foram descritos, dentre os quais podemos citar tropomiosina, arginina kinase, proteína sarcoplasmática ligadora de cálcio e cadeia leve de miosina, dentre outros.[7] O principal deles é a tropomiosina, proteína altamente estável a alterações estruturais quando submetida a diferentes temperaturas e processos químicos.[7]

A tropomiosina é considerada um pan-alérgeno com 69-100% de homologia entre crustáceos e moluscos. No entanto, é possível que alérgenos espécie-específicos permitam ao indivíduo tolerar um tipo de camarão e outro não. A tropomiosina do camarão apresenta alta reatividade cruzada com outros artrópodes e o inverso também ocorre: pacientes alérgicos a ácaros e baratas apresentam reatividade cruzada a tropomiosina do camarão, mas sem reatividade clínica.[5,8] A tropomiosina presente em outros animais vertebrados, tais como coelho, frango e porco, está numa forma não alergênica e não apresenta reatividade cruzada.[7]

Em adultos alérgicos a camarão, a tropomiosina consiste no alérgeno predominante. Em crianças, a proteína sarcoplasmática ligadora de cálcio também foi identificada como alérgeno do camarão.[9]

Com relação aos frutos do mar, crustáceos (camarão, lagosta, caranguejo, siri) apresentam maior poder alergênico em relação aos moluscos (lula, polvo, vieira, ostras).[5]

Quadro Clínico

Peixes e frutos do mar são frequentes causadores de anafilaxia e possíveis indutores de anafilaxia induzida pelo exercício. O alérgeno entra em contato com organismo essencialmente pelo trato gastrintestinal, mas as vias inalatória e cutânea também podem desencadear sintomas.[6]

Sintomas decorrentes de reações mediadas por imunoglobulina E (IgE) são os mais comuns, variando desde Síndrome da Alergia Oral (SAO), com sintomas leves restritos a orofaringe, até anafilaxias graves. No entanto, peixes e frutos do mar também já foram identificados em doenças não IgE mediadas, como Síndrome da Enterocolite Induzida por Proteína Alimentar (FPIES, do inglês *Food Protein-Induced Enterocolitis Syndrome*), e mistas, como Esofagite Eosinofílica (EoE) e Dermatite Atópica (DA).[6] Em adultos e adolescentes com FPIES, os frutos do mar respondem pelo alimento mais envolvido, seguidos pelos peixes.[10]

No manejo de restrição dietética nas EoE, peixes e frutos do mar fazem parte dos 6 principais alérgenos potencialmente excluídos (leite de vaca, soja e/ou leguminosas, ovo, trigo e/ou cereais, amendoim e castanhas), com altas taxas de remissão histológica. No entanto, ao serem reintroduzidos, raramente deflagram sintomas.[11] Na DA, os alérgenos alimentares estão envolvidos nos quadros mais graves e de início precoce.

Asma e rinite ocupacional por contato com alérgeno de peixes ocorre principalmente em países onde a pesca é importante e contabiliza 2-8% das causas de asma ocupacional entre indivíduos expostos.[6]

Diagnóstico

A história clínica bem estabelecida e compatível com AA é o principal pilar do diagnóstico. A partir dela, suspeita-se da presença de IgE sérica específica, nesse caso, exames complementares podem ser solicitados.

No caso das AA IgE-mediadas a peixes e frutos do mar, os testes de presença de IgE possuem algumas limitações. O teste cutâneo de leitura imediata (TCLI) apresenta baixa sensibilidade, uma vez que os extratos comercializados não contemplam a ampla variedade de espécies, não há padronização dos alérgenos e o uso de conservantes leva à perda e modificação das proteínas alergênicas. A realização de *prick-to-prick* com os alimentos *in natura* envolve riscos de reações sistêmicas e também carece de padronização, mas é uma alternativa para os casos onde a história é bastante sugestiva e os extratos apresentam resultados negativos.[5]

A detecção de anticorpos específicos da classe IgE (sIgE) no soro, atualmente no Brasil pelo sistema Immunocap (ThermoFisher, Uppsala, Suécia) dispõe de 16 extratos de frutos do mar e 28 de peixes. Estudos mostram que níveis altos para bacalhau apresentam alta relação com Teste de Provocação Oral (TPO) positivo.[12] No entanto, sIgE para camarão é falha em apontar reatividade clínica em casos duvidosos, dada a alta ocorrência de reatividade cruzada com ácaros e baratas em pacientes com sensibilização respiratória concomitante.[5]

O desenvolvimento de alérgenos recombinantes (CRDs, do inglês "Component-resolved diagnostics") permite a identificação de sIgE às inúmeras proteínas alergênicas presentes em peixes e frutos do mar e sua relação com a clínica e a demonstração da homologia entre espécies buscam dispensar a necessidade de TPO com história e testes séricos concordantes.

A despeito do refinamento dos testes laboratoriais, o TPO, mais especificamente o duplo cego e controlado por placebo, continua sendo o padrão-ouro no diagnóstico das AA, apesar das dificuldades de sua realização na prática diária. Especificamente para os casos de suspeita de alergia a peixes ou frutos do mar, o procedimento deve ser realizado em condições adequadas para o manejo de possíveis reações potencialmente graves. Além disso, o cozimento pode alterar a alergenicidade de crustáceos e moluscos e este fato deve ser considerado no momento do teste oral.[6]

Para o TPO aberto com peixes ou frutos do mar, recomenda-se a oferta de 16 a 26 g de carne cozida (cerca de 3 a 4 colheres de sopa rasas), a serem oferecidas de forma fracionada em 6 a 7 doses crescentes, a intervalos de 15 a 20 minutos entre as doses.[13,14] A dose inicial deve ser inferior a dose mínima capaz de deflagrar sintomas, de acordo com a história clínica. Há propostas de iniciar com dose equivalente a 5 mg de peixe ou frutos do mar.[15] Para protocolos mais simples de TPO aberto, pode-se dividir o volume total de alimento a ser oferecido em 3 porções iguais.[13] Esse tipo de protocolo geralmente é empregado quando se pretende ter a clareza de que a hipótese diagnóstica de AA pode ser descartada, ou seja, quando resultados negativos são esperados, com base na história clínica e resultados de teste *in vivo* ou *in vitro*.

Apesar do TPO duplo cego controlado por placebo ser considerado o padrão ouro para confirmar ou excluir o diagnóstico de AA, na prática há muita dificuldade de realização deste tipo de teste para peixes e frutos do mar, devido a dificuldade de mascaramento desses alimentos e ainda mais da dificuldade de se oferecer receitas com o alimento real e placebo que sejam indistinguíveis em relação ao sabor, aroma, cor e textura. Até o momento não foram publicadas receitas para testes cegos com esses alimentos.

Manifestações não IgE-mediadas necessitam de testes diagnósticos complementares e baseiam-se no reconhecimento de um padrão de sintomas.

Diagnóstico Diferencial

Situações que mimetizem reações alérgicas graves e que geralmente incluem infecção ou intoxicações alimentares devem ser consideradas para alergia a peixes e frutos do mar.

Infestação por *Anisakis simplex* é uma delas, um parasita que contamina a carne de peixes e frutos do mar e pode causar reações alérgicas graves ao consumir o peixe infestado, principalmente com parasitas vivos.[8] Extratos e sIgE sérica para o parasita estão disponíveis para teste quando a reação é muito típica e sIgE para o alimento é negativa.[16]

Outra situação específica é Síndrome Escombroide, causada pelo alto conteúdo de histamina formada por bactérias na carne de peixes que estão começando a deteriorar.[17] Os sintomas iniciam-se de 10 a 30 minutos após a ingestão e se resolvem em até 24 horas. Sintomas cutâneos e gastrointestinais são mais comuns. Devido à termoestabilidade da histamina, cozimento ou esterilização não a inativam.

Terapia Nutricional

Atualmente, não existe tratamento para a alergia a peixes e frutos do mar e a dieta de exclusão é a única conduta esperada.

No caso de alergia a peixes, todos devem ser excluídos, exceto se suspeita de reação à espécie específica. Assim, procedendo a investigação diagnóstica que deve incluir provas de sIgE e TPO, algumas alternativas seguras podem ser liberadas. Pacientes comprovadamente alérgicos a parvalbumina podem tolerar peixes com baixa quantidade, como atum e peixe espada. Ainda, a alergenicidade de atum e salmão enlatados é baixa e muitos indivíduos em dietas de exclusão para outros peixes podem vir a tolerá-los.[6] Realizar um TPO para peixe enlatado é uma estratégia útil para permitir que esse tipo de alimento seja introduzido na dieta de pessoas alérgicas a peixes quando o teste é negativo.[4]

A **Tabela 6.1** traz uma lista de alimentos que, a princípio, devem ser evitados por indivíduos com alergia a peixe. Conforme dito acima, após investigação do médico, alguns alimentos da lista podem vir a ser liberados para o consumo.

Pessoas com alergia a peixes podem ser capazes de comer frutos do mar e, igualmente, alérgicos a frutos do mar podem tolerar peixes.[18] No entanto, outras reatividades cruzadas importantes devem ser consideradas: peixe e anfíbios, peixe e carne de crocodilo, peixe e frango (Síndrome Peixe-Frango).[9]

Tabela 6.1
Alimentos a serem evitados por indivíduos com alergia a peixe
Peixes

- Todos os tipos de peixe, tais como: atum, sardinha, aliche, anchova, salmão, bacalhau, pescada, merluza, dentre tantos outros.
- *Kani* ou Kani-kama ou *Surimi*
- Molho de salada Cesar (contém anchova)
- Bouillabaisse (sopa francesa à base de peixes)
- Óleos de peixe (ex.: suplemento de ômega 3, óleo de fígado de bacalhau)
- Sardela (antepasto à base de sardinha)
- Alichela (antepasto à base de aliche)
- Molho Worcestershire ou *Worcester* ou molho inglês (pode conter anchovas)
- *Blood Mary* (coquetel alcoólico que leva molho inglês na receita)

Fonte: autoria própria

Com relação a crustáceos e moluscos, como a reatividade clínica é alta, toda a categoria também deve ser excluída. Como referido anteriormente, a monossensibilização pode ocorrer, mas deve ser muito bem investigada sob o risco de desencadear reações graves se liberações inadvertidas.

Indivíduos com alergia a frutos do mar raramente são alérgicos a todos os tipos de crustáceos e moluscos. Um indivíduo alérgico a camarão (crustáceo), por exemplo, pode ser capaz de consumir moluscos (tais como, mexilhões, lula, polvo ou ostras) sem reação, mas é fundamental que haja acompanhamento profissional para determinar quais alimentos são ou não seguros.

A Tabela 6.2 traz uma lista de alimentos a serem evitados por quem tem alergia a frutos do mar.

Os peixes e frutos do mar são alimentos fonte de proteínas de alto valor biológico, além de outros nutrientes importantes, tais como ácidos graxos ômega 3, presentes em peixes de águas frias, e iodo, um micronutriente essencial, cujos alimentos de origem marinha (peixes, crustáceos, moluscos e algas) são considerados excelentes fontes.[18] Ao retirar esses grupos alimentares da dieta é fundamental que o paciente seja orientado a respeito dos alimentos que deverá consumir para garantir aporte nutricional adequado, especialmente

78 Terapia Nutricional na Alergia Alimentar em Pediatria

quando peixes e frutos do mar são à base da alimentação, como ocorre em algumas regiões litorâneas.

Especialmente na dieta de restrição a peixes, a suplementação de ácidos graxos ômega 3 de origem vegetal deve ser considerada.[18]

Tabela 6.2 Exemplos de alimentos a serem evitados na alergia a frutos do mar e variações na forma como podem ser chamados em diferentes regiões do Brasil		
Crustáceos	Moluscos	
• Camarão (de todas as espécies)	• Ostra	• Lula
• Pitu	• Mexilhão	• Polvo
• Lagosta	• Lambreta	• Escargot**
• Lagostim	• Lambe-lambe	
• Caranguejo	• Sururu	
• Siri	• Berbigão	
• Kani-kama ou Surimi*	• Vongole	
• Guaiamu	• Amêijoas	
• Uçá	• Vieiras	
• Óleo de krill	• Marisco	

*Apesar de ser um bastão de carne de peixe, é importante ler o rótulo, pois alguns podem conter extrato de caranguejo.
**Apesar de não ser um fruto do mar, é um molusco comestível que contém tropomiosina, podendo causar reação em indivíduos sensibilizados à essa proteína.
Fonte: autoria própria

A Tabela 6.3 lista os principais nutrientes encontrados nos peixes e frutos do mar e sugere fontes alimentares alternativas para cada um desses nutrientes.

Tabela 6.3
Principais nutrientes encontrados nos peixes e frutos do mar e alimentos que podem ser utilizados como fontes alimentares alternativas

Nutrientes	Fontes alimentares	Fontes alternativas
Proteínas de alto valor biológico	Todos os peixes e frutos do mar	Carne de outros animais, leite e ovos.
Ácidos graxos ômega 3	Peixes de águas frias	Sementes e óleo de linhaça.
Iodo	Todos os animais marinhos	Sal iodado, algas, leite e ovos
Vitamina A	Óleo de fígado de bacalhau	Fígado bovino ou de frango, vegetais amarelo alaranjados e folhas verdes escuras.
Vitamina D	Óleo de fígado de bacalhau, ostras cruas e peixes	Exposição solar, leite fortificado, ovos, carnes e manteiga.
Vitamina E	Óleo de peixes (óleo de fígado de bacalhau, salmão, atum conservado em óleo)	Óleo de gérmen de trigo, óleo e sementes de girassol, castanhas e amendoim.
Niacina (B_3)	Cavala, truta e salmão cozidos	Bife de fígado, frango, carneiro e peru.
Vitamina B6	Salmão cozido, camarão cozido	Bife de fígado, banana e frango.
Vitamina B12	Mexilhões, ostras, peixes e crustáceos	Carne de outros animais, leite e ovos.

Continua

Continuação

Nutrientes	Fontes alimentares	Fontes alternativas
Cálcio	Sardinha com ossos	Leite e derivados, amêndoas e outras castanhas e vegetais folhosos verdes escuros.
Fósforo	Sardinha com ossos, mexilhões, arenque e anchova	Sementes de abóbora, soja, amêndoas e outras castanhas.
Ferro	Mexilhões, ostra	Carnes de outros animais, leguminosas e vegetais de folhas verdes escuras.
Zinco	Ostras	Carne bovina, frango, vitela, peru, semente de abóbora, soja e castanhas.

Fonte: Autoria própria, com base em Cozzolino SMF, 2005.[19]

Considerações Finais

É importante não introduzir dietas restritas injustificadas, particularmente porque há uma demanda crescente para incluir ácidos graxos ômega-3 derivados de peixes na dieta, devido a seus possíveis efeitos benéficos na doença atópica e na saúde em geral.[4]

Evitar o consumo de peixes e frutos do mar não é uma estratégia para prevenção de alergia a esses alimentos. Pelo contrário, há estudos de intervenção onde a suplementação precoce de óleo de peixe (durante a gravidez, lactação, infância e infância) mostrou levar a alterações imunológicas, que têm um efeito protetor persistente contra doenças alérgicas.[20]

Portanto, mesmo que peixes e frutos do mar estejam na lista dos 8 alimentos mais frequentemente envolvidos com AA, eles podem ser consumidos por indivíduos não alérgicos. A dieta de restrição a esses alimentos deve ser estabelecida apenas para os indivíduos alérgicos, sob orientação médica e acompanhamento nutricional.

Referências Bibliográficas

1. Ruethers T, Taki AC, Johnston EB, Nugraha R, Le TTK, Kalic T, et al. Seafood allergy: A comprehensive review of fish and shellfish allergens. Mol Immunol. 2018;100(April):28-57.
2. Moonesinghe H, Mackenzie H, Venter C, Kilburn S, Turner P, Weir K, et al. Prevalence of fish and shellfish allergy. Ann Allergy, Asthma Immunol. 2016;117(3):264-272.e4.
3. Thalayasingam M, Gerez IFA, Yap GC, Llanora G V., Chia IP, Chua L, et al. Clinical and immunochemical profiles of food challenge proven or anaphylactic shrimp allergy in tropical Singapore. Clin Exp Allergy. 2015;45(3):687-97.
4. Tsabouri S, Triga M, Makris M, Kalogeromitros D, Church MK, Priftis KN. Fish and shellfish allergy in children: Review of a persistent food allergy. Pediatr Allergy Immunol. 2012;23(7):608-15.
5. Tong WS, Yuen AW, Wai CY, Leung NY, Chu KH, Leung PS. Diagnosis of fish and shellfish allergies. J Asthma Allergy [Internet]. 2018; Volume 11:247–60. Available from: https://www.dovepress.com/diagnosis-of-fish-and-shellfish-allergies-peer-reviewed-article-JAA.
6. Kourani E, Corazza F, Michel O, Doyen V. What we know about fish allergy by the end of the decade? J Investig Allergol Clin Immunol [Internet]. 2019;30(1):1–23. Available from: http://www.jiaci.org/ahead-of-print/what-we-know-about-fish-allergy-by-the-end-of-the-decade-.
7. Pedrosa M, Boyano-Martínez T, García-Ara C, Quirce S. Shellfish Allergy: a Comprehensive Review. Clin Rev Allergy Immunol. 2015;49(2):203-16.
8. Prester L. Seafood Allergy, Toxicity, and Intolerance: A Review. J Am Coll Nutr. 2016;35(3):271-83.
9. Ramesh S. Food allergy overview in children. Clin Rev Allergy Immunol. 2008;34(2):217-30.
10. Sopo SM, Monaco S, Greco M, Scala G. Chronic food protein-induced enterocolitis syndrome caused by cow's milk proteins passed through breast milk. Int Arch Allergy Immunol [Internet]. 2014;164(3):207–9. Available from: http://dx.doi.org/10.1016/j.jaci.2010.10.017.
11. Kliewer KL, Cassin AM VC. Dietary therapy for eosinophilic esophagitis. J Allergy Clin Immunol. 2018;142(1):41-7.
12. Ling L, Ospina MB, Sideri K, Vliagoftis H. Retrospective analysis on the agreement between skin prick test and serum food specific IgE antibody results in adults with suspected food allergy. Allergy, Asthma Clin Immunol. 2016;12(1):1-6.
13. Nowak-Wegrzyn A, Assa'ad AH, Bahna SL, Bock SA, Sicherer SH, Teuber SS. Work Group report: Oral food challenge testing. J Allergy Clin Immunol. 2009;123(6 SUPPL.).
14. Yum HY, Pyun BY. Oral food challenges in children. Korean J Pediatr. 2011;54(1):6-10.
15. Bindslev-Jensen C, Ballmer-Welser BK, Bengtsson U, Blanco C, Ebner C, Hourihane J, et al. Standardization of food challenges in patients with immediate reactions to foods - Position paper from the European Academy of Allergology and Clinical Immunology. Allergy Eur J Allergy Clin Immunol. 2004;59(7):690-7.
16. Moneo I, Carballeda-Sangiao N, González-Muñoz M. New Perspectives on the Diagnosis of Allergy to Anisakis spp. Curr Allergy Asthma Rep. 2017;17(5).

17. Ridolo E, Martignago I, Senna G, Ricci G. Scombroid syndrome: It seems to be fish allergy but. it isn't. Curr Opin Allergy Clin Immunol. 2016;16(5):516-21.
18. Skypala IJ, McKenzie R. Nutritional Issues in Food Allergy. Clin Rev Allergy Immunol. 2018;1-13.
19. Cozzolino SMF. Biodisponibilidade dos nutrientes. Barueru, SP: Manole, 2005.
20. Furuhjelm C, Warstedt K, Fagerås M, Fälth-Magnusson K, Larsson J, Fredriksson M, et al. Allergic disease in infants up to 2years of age in relation to plasma omega-3 fatty acids and maternal fish oil supplementation in pregnancy and lactation. Pediatr Allergy Immunol. 2011;22(5):505-14.

Alergia ao Trigo, Intolerância ao Glúten e Doença Celíaca: Diferenças Clinicolaboratoriais

7

Vera Lucia Sdepanian

Introdução

Nos últimos anos, há um modismo com respeito à dieta sem glúten, que poderia trazer diversos benefícios à saúde. Entretanto, há evidência científica de que apenas três doenças deveriam ser tratadas com dieta sem glúten/trigo: alergia ao trigo, doença celíaca e sensibilidade ao glúten não celíaca.

É importante mencionar que a doença celíaca é uma intolerância ao glúten. E que o melhor termo para a "sensibilidade ao glúten não celíaca" é "intolerância ao trigo não celíaca", que descreveremos posteriormente.

Vale a pena especificarmos o que é o trigo e o que é o glúten e, em seguida, abordarmos cada uma dessas doenças.

O trigo corresponde, mundialmente, à segunda maior cultura de cereais, sendo a primeira o arroz (https://www.embrapa.br/soja/cultivos/trigo1). Com respeito à classificação botânica, o trigo pertence à família *Poaceae* (= *Gramineae*), subfamília *Pooideae* (= *Festucoideae*), tribo *Triticeae Dumort.* (= *Hordeae*), subtribo *Triticinae*, gênero *Triticum* e diferentes espécies, conforme o número de cromossomos: *Triticum monococcum* com 14 cromossomos, *Triticum durum* com 28 cromossomos e *Triticum aestivum* com 42 cromossomos (https://ainfo.cnptia.embrapa.br/digital/bitstream/item/128602/1/ID-43066-2015-trigo-do-plantio-a-colheita-cap2.pdf). O *Triticum aestivum* é a espécie mais importante, sendo responsável por mais de 90% da produção mundial de trigo.[1]

O grão do trigo é constituído por pericarpo ou casca (7,8 a 8,6%), que dá origem ao farelo do trigo; endosperma (87 a 89%), que origina a farinha de trigo, e gérmen (2,8 a 3,5%), a semolina (**Figura 7.1**).[2]

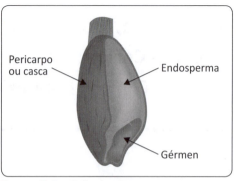

FIGURA 7.1 – *Grão de trigo.*

A farinha de trigo é composta de amido (70 a 75%), água (12 a 14%), proteínas (8 a 16%) e outros constituintes menores, como polissacarídeos não amiláceos (2 a 3%), lipídeos (2%) e cinzas (1%).[3] As proteínas do endosperma do trigo podem ser divididas de acordo com sua solubilidade em albumina (solúvel em água), globulina (solúvel em solução salina) e glúten (insolúvel em água).[1]

Embora, teoricamente, o glúten esteja confinado ao endosperma, as etapas de quebra e peneiração da maioria das farinhas causam a aderência de resíduos do endosperma às partículas do farelo.[2] A separação do gérmen também propicia sua contaminação com o endosperma.[2] Portanto, quaisquer desses produtos contêm glúten.[2]

O glúten se subdivide em duas frações, de acordo com a solubilidade com o etanol: glutenina e gliadina.[1] A gliadina, que em geral corresponde a 50% da quantidade total de glúten, é a fração solúvel em etanol, enquanto a glutenina é insolúvel em etanol.[1] Os fragmentos polipeptídicos solúveis em etanol são denominados de prolaminas. As prolaminas são distintas de acordo com o cereal, denominadas de gliadina para o trigo, secalina para o centeio, hordeína para a cevada.[2]

Alergia ao Trigo

A alergia ao trigo é definida como uma reação de hipersensibilidade às proteínas do trigo, e não somente ao glúten, com ativação de linfócitos T helper tipo 2 (Th2), na qual o IgE e mediadores químicos, como a histamina, exercem papel fundamental.[4]

As reações IgE-mediadas, tipicamente, têm início rápido após minutos ou poucas horas da exposição ao trigo.[5]

Com respeito à epidemiologia da alergia ao trigo, a maioria dos estudos avalia a prevalência segundo a sensibilização ao trigo. No Brasil, um estudo multicêntrico demonstrou que, em um grupo de crianças com algum tipo de doença alérgica (asma, rino conjuntivite alérgica, eczema e/ou alergia alimentar) e em outro grupo de crianças sem evidência alguma de doença alérgica, a prevalência de sensibilização ao trigo (IgE específica) foi, respectivamente, igual a 23% e 9%.[6] Ainda quanto à sensibilização ao trigo, na população geral pediátrica, estudo europeu encontrou frequência de 3,9%,[7] estudo finlandês de 5%,[8] sueco de 4%,[9] e reino unido de 15%.[10]

A alergia ao trigo caracteriza-se pela ocorrência de manifestações clínicas, desencadeadas pela exposição ao trigo por via digestiva, respiratória ou cutânea, como gastrointestinais, respiratórias e/ou cutânea; há também a anafilaxia induzida pelo exercício e a asma ocupacional – também chamada de asma do padeiro (*baker's asthma*).[11] Na criança, a ingestão de trigo provoca reações típicas, mediadas por IgE, de início imediato, incluindo urticária, angioedema, obstrução brônquica, náusea e dor abdominal, ou em casos graves de anafilaxia sistêmica. Os sintomas de hipersensibilidade tardia aparecem cerca de 24 horas após a ingestão do trigo e incluem sintomas gastrointestinais e exacerbação da dermatite atópica.[11]

O diagnóstico de alergia ao trigo IgE mediada baseia-se na presença de sintomas pela história clínica, que quando ocorrem dentro de 1 a 3 horas da exposição ao trigo, devem ser confirmados laboratorialmente pela IgE específica ao trigo.[4]

Vale mencionar que, para o diagnóstico laboratorial, há testes *in vivo* (testes cutâneos de hipersensibilidade imediata) e teste *in vitro* – IgE específica, por exemplo, pelo método ImmunoCAP®, para o trigo.[12] Com respeito aos testes cutâneos, os dois maiores problemas seriam a quantidade reduzida de extratos padronizados e a instabilidade de alérgenos alimentares.[12] Deve-se destacar que mais de 20 proteínas alergênicas já foram identificadas no trigo.[13]

A presença de IgE específica ao trigo, sem evidência de sintomas após a exposição ao trigo, não confirma diagnóstico de alergia ao trigo, uma vez que muitas pessoas apresentam sensibilidade ao trigo mas podem tolerá-lo quando expostas, especialmente aquelas sensíveis a pólens.[4]

Quando a história clínica não é clara com respeito à reação mediada por IgE ao trigo, mesmo que o teste demonstre IgE específica ao trigo, deve-se realizar o teste de provocação oral sob supervisão médica especializada.[4]

86 Terapia Nutricional na Alergia Alimentar em Pediatria

O tratamento da alergia ao trigo não relacionada ao exercício é evitar a exposição ao trigo e seus derivados. A principal estratégia para a prevenção da alergia ao trigo induzida pelo exercício é evitar o exercício por aproximadamente 4 h após a ingestão do trigo.[11] É importante mencionar que aqueles com alergia ao trigo deveriam dispor da adrenalina autoinjetável, no caso de haver exposição inadvertida ao trigo.[11]

Doença Celíaca

A doença celíaca é uma doença sistêmica autoimune, mediada por linfócito T helper tipo 1 (Th1), que ocorre em indivíduos geneticamente predispostos, que são expostos ao glúten e às prolaminas relacionadas, e a outros fatores ambientais.[14] Os principais determinantes de susceptibilidade genética para doença celíaca são os genes HLA classe II, o HLA DQ2 e o HLA DQ8, presentes no braço do cromossomo 6. Esses genes estão presentes em mais de 95% dos pacientes com doença celíaca.[15] O desenvolvimento da doença celíaca ocorre com a exposição às prolaminas presentes no trigo (gliadina), centeio (secalina) e cevada (hordeína).[5]

O glúten é parcialmente digerido no intestino em fragmentos de gliadina, substrato preferido da enzima transglutaminase.[16] Na lâmina própria, a gliadina ativa a enzima tissular transglutaminase, sofrendo a desaminação e aumentando sua imunogenicidade.[16] A partir de então, a gliadina é apresentada pelas células apresentadoras de antígeno HLA-DQ2 ou DQ8 para a ativação dos linfócitos T CD4+.[16] Uma vez ativados, ocorre produção de citocinas e aumento da expressão das moléculas HLA-DQ, aumentando a apresentação do antígeno.[16] A resposta imunológica também promove produção de citocinas na mucosa intestinal. O resultado dessa cascata inflamatória é o dano da mucosa intestinal, característico da doença celíaca.[16]

Os sintomas têm início de semanas a anos após a exposição ao glúten.[5]

A prevalência dessa doença é alta, acometendo cerca de 1% da população em muitas partes do mundo.[17] No Brasil, estudos populacionais avaliando doadores de sangue demonstraram que a DC também não deve ser considerada rara, com prevalência igual a 1:214,[18] 1:273,[19] 1:417[20] e 1:681,[21] em quatro estudos com doadores de sangue, nas cidades de São Paulo, Ribeirão Preto, Curitiba e Brasília, respectivamente. Em todos esses estudos, utilizaram-se testes sorológicos para rastreamento dos indivíduos que foram submetidos à biópsia intestinal para confirmação diagnóstica. Outros estudos realizados em diferentes regiões do Brasil, em diferentes populações, também demonstraram que a prevalência da DC em nosso país é elevada.[22,23]

A doença celíaca possui um amplo espectro de manifestações clínicas e a idade preferencial do seu início é a infância.[2] Anteriormente, era utilizada a descrição de forma clássica ou típica para pacientes com diarreia, esteatorreia, perda de peso, distensão abdominal, hipotrofia glútea, hipoalbuminemia e parada no crescimento, e a forma não clássica ou atípica era atribuída aos casos em que predominavam os sintomas extraintestinais, com manifestações digestivas ausentes ou em segundo plano, sendo comumente oligo ou monossintomáticas.[24] Atualmente, há um aumento no diagnóstico das formas atípicas, e a *European Society for Pediatric Gastroenterology, Hepatology and Nutrition* (ESPGHAN) sugere, como nomenclatura, sintomas gastrointestinais e extraintestinais.[24] Os sintomas gastrointestinais são comuns na infância. Apresentam-se como diarreia, vômitos, distensão abdominal, flatulência, dor abdominal e constipação.[24] Os sintomas extraintestinais são a anemia ferropriva refratária à ferroterapia oral, anemia por deficiência de folato ou de vitamina B12, baixa estatura, redução da densidade mineral óssea, retardo do desenvolvimento puberal, hipoplasia do esmalte dentário, aumento de enzimas hepáticas, estomatite, irritabilidade, fadiga, artralgia e artrites, abortos de repetição, infertilidade, irregularidade menstrual, manifestações psiquiátricas, ataxia, neuropatia e epilepsia.[24]

A dermatite herpetiforme, que pode ser considerada uma manifestação extraintestinal da doença celíaca, se caracteriza pela presença simétrica de vesículas e pápulas, extremamente pruriginosas, no cotovelo, joelho e nádegas.[25] Em geral, estas lesões estão escarificadas. O diagnóstico é facilmente confirmado pela biopsia de pele normal que está próxima da lesão em atividade que, pelo método de imunofluorescência direta, demonstra depósito granular de imunoglobulina A, patognomônico, na junção dermoepidérmica.[25]

O diagnóstico da doença celíaca é baseado na combinação de achados clínicos, sorológicos e histológicos.[14] O padrão ouro para o diagnóstico consiste na biopsia de intestino delgado.[14]

Quanto aos testes sorológicos, o anticorpo antiendomísio da classe IgA, obtido pela técnica de imunofluorescência indireta, é considerado o teste de referência pela alta especificidade, 93 a 100%, e sensibilidade, 98 a 100%.[14] Os anticorpos antitransglutaminase são realizados pela técnica de imunoensaio enzimático (ELISA) e possuem sensibilidade e especificidade superiores a 90%.[14] Portanto, ambos os testes são úteis, e considerando-se que a técnica, o anticorpo antitransglutaminase da classe IgA deve ser o primeiro teste a ser realizado, justamente pela facilidade de metodologia, quando há suspeita da doença celíaca. O teste de antigliadina deaminada pode ser útil em crianças e em pacientes com deficiência de IgA, realizando-se a dosagem de IgG.[14]

Os testes de HLA–DQ2 e HLA-DQ8 são úteis para exclusão do diagnóstico de doença celíaca, uma vez que, na ausência desses genes é improvável a ocorrência da doença.[14]

A biopsia de intestino delgado, que pode ser obtida através da pinça de biópsia de endoscopia gastrointestinal, devendo-se obter pelo menos 4 fragmentos da porção mais distal do duodeno, pelo menos segunda ou terceira porção.[14] Para que a interpretação histológica do fragmento de biópsia de intestino delgado seja fidedigna, a orientação do fragmento de biópsia pelo endoscopista e a inclusão correta desse material em parafina pelo histotecnologista são de extrema importância para a avaliação anatomopatológica.[14] A lesão clássica da doença celíaca consiste em mucosa plana ou quase plana, com criptas alongadas e aumento de mitoses, epitélio superficial cuboide, com vacuolizações, borda estriada borrada, aumento do número de linfócitos intraepiteliais e lâmina própria com denso infiltrado de linfócitos e plasmócitos. Marsh, em 1992, demonstrou haver sequência da progressão da lesão da mucosa de intestino delgado na doença celíaca:[26]

- **estágio 0 (padrão pré-infiltrativo):** com fragmento sem alterações histológicas e, portanto, considerado normal;
- **estágio I (padrão infiltrativo):** em que a arquitetura da mucosa se apresenta normal, com aumento do infiltrado dos linfócitos intraepiteliais (LIE);
- **estágio II (lesão hiperplásica):** caracterizado por alargamento das criptas e aumento do número de LIE;
- **estágio III (padrão destrutivo):** em que há presença de atrofia vilositária, hiperplasia críptica e aumento do número de LIE;
- **estágio IV (padrão hipoplásico):** caracterizado por atrofia total com hipoplasia críptica, considerada forma possivelmente irreversível.

Esse é um critério muito utilizado nos estudos internacionais e também nos nacionais, apesar de sujeito a críticas. Alguns autores aperfeiçoaram, tanto no que diz respeito à valorização apenas do grau de atrofia vilositária, quanto à padronização do número de linfócitos intraepiteliais considerados aumentados.[27,28]

É necessário esclarecer que a lesão histológica que deve ser considerada na prática clínica como característica da DC é aquela com presença de atrofia vilositária, portanto Marsh tipo III ou IV.[14]

Manejo nutricional

O tratamento da doença celíaca consiste na retirada do glúten da dieta, isto é, do trigo, centeio, cevada, assim como o malte que é um subproduto da cevada, de modo completo e permanente. Vale ressaltar que, como a aveia é em geral contaminada com o trigo, como na colheita, moagem, transporte e armazenamento, ela também deve ser eliminada da dieta; caso seja garantido que a aveia não esteja contaminada com o trigo, ela pode ser consumida pelo paciente com doença celíaca. É fundamental que essa retirada seja iniciada somente após o diagnóstico de doença celíaca ser estabelecido. Nunca se deve retirar o glúten da alimentação sem realizar os exames necessários para confirmar o diagnóstico de doença celíaca.

Desde os estudos pioneiros de Dicke,[29] em 1950, que determinou que a dieta sem glúten constituiria no tratamento da doença celíaca, pouco se modificou a respeito dessa prática terapêutica, a despeito dos avanços da patofisiologia dessa doença. Possivelmente, ainda estamos na idade da pedra com respeito ao tratamento da doença celíaca, que consiste basicamente na eliminação do glúten da dieta, durante toda a vida.

A relação entre o glúten e a doença celíaca está bem estabelecida, porém a relação entre a quantidade de glúten ingerida e a ocorrência de anormalidades clínicas e histológicas ainda não está bem estabelecida. Segundo Catassi et al., a quantidade de glúten consumida não deve ser superior a 50 mg/dia.[30)] Entretanto, como não é possível analisar o conteúdo de glúten que o paciente com doença celíaca consome por dia, deve-se orientar que a dieta deve ser totalmente isenta de glúten. A literatura internacional é escassa quanto à quantidade de glúten consumida pela população geral e, segundo estudo holandês, o consumo médio diário de glúten foi aproximadamente igual a 13,1 g.[31] Vale ressaltar que, segundo o Codex Alimentarius,

90 Terapia Nutricional na Alergia Alimentar em Pediatria

para que um produto industrializado seja denominado "gluten free", a quantidade de glúten não pode exceder 20 mg/kg.[32]

A retirada do glúten da dieta parece ser tarefa simples, entretanto essa prática requer mudança importante dos hábitos alimentares dos pacientes com doença celíaca, que devem excluir de sua alimentação o trigo, centeio e cevada, assim como seus derivados. A toxicidade da aveia está relacionada com a contaminação da aveia com, por exemplo, o trigo, e não que a aveia propriamente dita seja tóxica. Portanto, a aveia deve ser, também, excluída da dieta dos pacientes com doença celíaca, até que a pureza da aveia seja garantida. O malte, subproduto da cevada, também é tóxico, assim como o extrato de malte que pode conter glúten dependendo da técnica de extração e, portanto, estes produtos não devem ser consumidos pelo paciente com doença celíaca.[33]

Os pacientes com doença celíaca devem saber quais são os alimentos permitidos ao consumo, bem como preparar uma comida sem glúten, especialmente nos países como o Brasil, onde há escassez de produtos industrializados isentos de glúten.

A dieta do indivíduo com doença celíaca deverá atender às necessidades nutricionais de acordo com a idade. A alimentação permitida ao celíaco consiste em: arroz, grãos (feijão, lentilha, soja, ervilha, grão-de-bico), óleo, azeite, vegetais, hortaliças, frutas, raízes e tubérculos (batata, mandioca, cará, inhame), ovos, carnes (bovina, suína, peixes e aves), leite e derivados.

O glúten pode ser substituído pelas farinhas dos seguintes alimentos: milho (farinha de milho, amido de milho, fubá), arroz (farinha de arroz), batata (fécula de batata), mandioca (farinha de mandioca, polvilho doce, polvilho azedo, tapioca). Milete, quinoa e amaranto também são permitidos. Embora o trigo sarraceno não contenha glúten, este produto pode estar contaminado com glúten e essa contaminação pode ocorrer no campo, na colheita ou na moagem, porque o trigo sarraceno geralmente está próximo da plantação do trigo.[33]

Sdepanian et al. verificaram que a grande maioria dos pacientes com doença celíaca tem conhecimento a respeito da doença e do tratamento da doença celíaca.[34] Entretanto, a despeito deste conhecimento, 30% dos pacientes referem transgressão voluntária à dieta, proporção esta semelhante à de publicações internacionais.[34] Verificou-se, também, que os pacientes que obedeciam à dieta tinham maior conhecimento acerca da DC e de seu tratamento.[34] Portanto, uma estratégia para aumentar a obediência à dieta pode ser a de

Alergia ao Trigo, Intolerância ao Glúten e Doença Celíaca: Diferenças Clinicolaboratoriais **91**

promover melhor conhecimento para os pacientes a respeito da doença e de sua terapêutica.

A transgressão à dieta sem glúten, além de voluntária, pode ser involuntária e ocorrer quando os alimentos industrializados não informam corretamente a lista dos ingredientes contidos nos produtos, e também quando os alimentos sem glúten se contaminam com o glúten, e esta contaminação pode ocorrer no campo, durante a colheita, a moagem, transporte, armazenamento e empacotamento dos produtos, assim como no preparo dos alimentos sem glúten.[34]

Sdepanian et al. observaram que a maioria dos produtos industrializados que não continham glúten, segundo o rótulo, realmente não continham glúten, e também que a quase totalidade dos alimentos preparados pelo paciente com doença celíaca e/ou seus familiares não continha glúten.[33]

Analisando-se a presença de glúten em medicamentos, no Brasil, verificou-se que nenhum medicamento continha glúten, com exceção de um medicamento cuja quantidade de gliadina em cada cápsula seria insignificante se fosse administrada no paciente com doença celíaca.[35]

No Brasil, em 1992, foi promulgada uma Lei Federal que determinava a impressão de advertência "contém glúten" nos rótulos e nas embalagens de alimentos industrializados que apresentassem em sua composição o trigo, centeio, cevada, aveia e seus derivados. Em maio de 2003, uma nova Lei Federal, nº 10.674, foi promulgada em substituição à anterior, determinando que todos os alimentos industrializados deveriam conter a expressão "contém glúten" ou "não contém glúten", conforme o caso. Há também uma Resolução – RDC 137, de maio de 2003, para os produtos farmacêuticos, que devem conter a expressão "contém glúten" naqueles medicamentos com essa proteína.

Em 18 de setembro de 2009, foi publicado no Diário Oficial da União o Protocolo Clínico e Diretrizes Terapêuticas da Doença Celíaca que contribuirá com a capacitação dos profissionais nos Serviços de Atenção à Saúde com respeito às formas de apresentação da doença, como realizar e como interpretar os exames subsidiários, e como tratar essa doença. Naquela ocasião, inclui-se na tabela do SUS o marcador sorológico mais sensível e específico para doença celíaca como o anticorpo antitransglutaminase recombinante humana da classe IgA, que até então não fazia parte dessa tabela.

Infelizmente, este Protocolo ainda não é obedecido na grande maioria dos estados do Brasil.

Apesar de ser necessário garantir a ausência de mínimas quantidades de glúten nos alimentos consumidos pelos pacientes com doença celíaca, parece ser ainda mais importante que os profissionais de saúde convençam seus pacientes a obedecerem totalmente e por toda a vida a dieta sem glúten. Também, não se deve criar uma histeria quanto ao modo do preparo dos alimentos nas escolas frequentadas pelos pacientes, assim como nas casas dos pacientes com doença celíaca. Essa histeria se refere aos utensílios como talheres, pratos e panelas que são utilizados pelos pacientes ou que são utilizados no preparo dos alimentos que serão consumidos por esses. Não há necessidade alguma que esses utensílios sejam separados para uso exclusivo desses pacientes. O ato de lavar com água e sabão, como comumente se lava esses objetos, é suficiente. A doença celíaca não é uma doença infecto contagiosa!

Atualmente, com o modismo de que a dieta sem glúten é mais saudável, a oferta de produtos industrializados sem glúten está muito maior nos últimos anos. Certamente, esse fato beneficiou muito os pacientes com doença celíaca. Entretanto, é importante que estes pacientes e/ou seus responsáveis leiam os rótulos dos produtos industrializados sempre, mesmo que já estejam habituados a consumir estes mesmos produtos. Também recomenda-se que, quando o paciente com doença celíaca frequentar restaurantes, esse converse com o responsável pelo preparo dos alimentos para informar que este não pode consumir quantidade alguma de trigo, centeio, cevada, malte e aveia.

Não se recomenda que os pacientes com doença celíaca consumam alimentos presumivelmente sem glúten preparados em padarias. Isso porque um estudo que analisou 214 produtos presumivelmente sem glúten preparados em padarias demonstrou que a maioria desses produtos continha glúten.[36]

Não há fundamento no movimento existente hoje entre os pacientes com doença celíaca, principalmente em redes sociais, quanto a evitar a exposição cutânea ou respiratória ao trigo. A frequência da sensibilização (IgE específica $\geq$ 0,35 kUA/L) ao trigo em crianças com doença celíaca foi baixa, igual a 4,0%,[37] à semelhança da sensibilização ao trigo na população geral. Portanto, somente os pacientes com doença celíaca e que também têm alergia ao trigo, devem evitar este tipo de exposição.

As Associações de Celíacos do Brasil, assim como a Federação Nacional das Associações de Celíacos do Brasil, tiveram papel muito importante, não somente para oferecer suporte aos pacientes, como também para promover a divulgação dessa doença pela mídia, de jornais informativos, de eventos, como a Caminhada do Dia Internacional do Celíaco, que iniciou no ano de 2002, assim como participa de ações junto aos governos Estaduais e Federal em prol do indivíduo com doença celíaca.

Com a instituição de dieta totalmente sem glúten, há completa normalização da mucosa intestinal, assim como dos exames sorológicos e das manifestações clínicas.

Com respeito ao prognóstico da doença celíaca, há uma série de complicações não malignas da doença celíaca,[38] como osteoporose, doenças autoimunes, esterilidade, distúrbios neurológicos e psiquiátricos, como também complicações malignas[39] estão o linfoma, carcinoma de esôfago e faringe, e adenocarcinoma de intestino delgado. O risco de complicações está associado com a não obediência à dieta restrita isenta de glúten. Esses dados justificam a prescrição de dieta totalmente isenta de glúten, durante toda a vida, a todos os pacientes com doença celíaca, independentemente das manifestações clínicas. Aqueles pacientes que obedecem à dieta sem glúten têm a doença controlada e podem viver à semelhança dos indivíduos sem doença celíaca.

Portanto, até que uma nova terapia seja recomendada ao paciente com doença celíaca, é de extrema importância convencer o paciente a seguir uma dieta totalmente sem glúten durante toda a vida, para garantir melhor qualidade de vida para eles.

Sensibilidade ao Glúten Não Celíaca

A "sensibilidade ao glúten não celíaca" é diagnosticada em indivíduos que não têm doença celíaca ou alergia ao trigo, mas que apresentam sintomas intestinais, sintomas extraintestinais ou ambos, relacionados à ingestão de glúten, que desaparecem com a suspensão do glúten e reaparecem após introdução do glúten, geralmente, após horas ou dias.[40]

Sugere-se que a "sensibilidade ao glúten não celíaca" deva ser denominada "intolerância ao trigo não celíaca" e que o problema não esteja relacionado com a proteína glúten e sim com algum componente do trigo.[41]

Trata-se de uma entidade sem biomarcadores, e por esta razão não é possível estabelecer a certeza diagnóstica, tampouco sua prevalência,[40] e que ainda não é convincentemente descrita em crianças.[41]

É imprescindível descartar a hipótese diagnóstica de doença celíaca e de alergia ao trigo para depois se pensar na possiblidade da "sensibilidade ao glúten não celíaca".[41]

As manifestações gastrointestinais podem ser caracterizadas por dor abdominal, distensão abdominal, flatulência, diarreia e/ou constipação, enquanto as manifestações extraintestinais por pensamento lento, distúrbio de memória, cefaleia, dor nas articulações e nos músculos, fadiga, depressão, dormência nas pernas ou nos braços.[40]

A maioria dos pacientes com "sensibilidade ao glúten não-celíaca" também apresenta manifestações clínicas aos FODMAPs (oligossacarídeos, dissacarídeos, monossacarídeos fermentáveis e poliois).[41]

Um estudo randomizado, duplo cego placebo controlado, cujos participantes adultos se auto denominavam com "sensibilidade ao glúten não celíaca" demonstrou que o desaparecimento dos sintomas com a dieta sem glúten não foi consequente à remoção da proteína glúten, mas sim da redução do frutano do trigo. O frutano é um oligossacarídeo. O trigo é a maior fonte de frutano da dieta, mas que também está presente em outros alimentos, como na cebola, alho, aspargos, brócolis, beterraba e melancia.[42]

Portanto, ainda há muito que se estudar com respeito à real importância dessa doença, e sem dúvida alguma, deve-se descartar doença celíaca, que tem elevada prevalência em todo o mundo, assim como alergia ao trigo, antes de se pensar na "sensibilidade ao glúten não celíaca" ou melhor na "intolerância ao trigo não celíaca".

A Tabela 7.1 resume as características clínicas, laboratoriais e tratamento da alergia ao trigo, doença celíaca e da "sensibilidade ao glúten não celíaca" ou melhor da "intolerância ao trigo não celíaca".

Em conclusão, há na realidade duas doenças que verdadeiramente justificam a dieta sem glúten que são a alergia ao trigo e a doença celíaca. A intolerância ao trigo não celíaca que não é uma entidade, até o momento, bem estabelecida, talvez tenha alguma importância, possivelmente, mais na idade adulta, mas que só deve ser pensada quando a alergia ao trigo e a doença celíaca forem totalmente descartadas.

	Alergia ao trigo	Doença celíaca	"Sensibilidade ao glúten não-celíaca" ou melhor, "intolerância ao trigo não-celíaca"
	Tabela 7.1 Diferenças entre alergia ao trigo, doença celíaca e sensibilidade ao glúten não-celíaca		
Tipo de reação	Reação alérgica	Reação autoimune	?
	Reação de hipersensibilidade mediada por IgE (Tipo I ou IV são as mais características) às proteínas do trigo, e não somente ao glúten, com ativação de linfócitos T helper tipo 2 (Th2) onde IgE e mediadores químicos, como a histamina, exercem papel fundamental.	Doença sistêmica autoimune, mediada por linfócito T helper tipo 1 (Th1), que acomete indivíduos com predisposição genética.	?
Prevalência	No Brasil, a prevalência de sensibilização ao trigo (IgE específica) foi igual a 23% em crianças alérgicas e 9% em crianças sem alergia.	1% da população em muitas partes do mundo; No Brasil, 1:214, 1:273, 1:417 e 1:681, segundo estudos.	?

Continua

	Alergia ao trigo	Doença celíaca	"Sensibilidade ao glúten não-celíaca" ou melhor, "intolerância ao trigo não-celíaca"
Início dos sintomas	Minutos a horas após exposição por via digestiva, respiratória ou cutânea ao trigo	Semanas a anos após a ingestão de glúten	Horas a dias após ingestão de glúten
Manifestações clínicas	Gastrointestinais, respiratórias e/ou cutânea; há, também, a anafilaxia induzida pelo exercício e a asma ocupacional – também chamada, asma do padeiro (baker's asthma). Na criança, reações típicas, mediadas por IgE, de início imediato, incluindo urticária, angioedema, obstrução brônquica, náusea e dor abdominal, ou em casos graves de anafilaxia sistêmica. Os sintomas de hipersensibilidade tardia que aparecem cerca de 24 horas após a ingestão do trigo, incluem sintomas gastrointestinais e exacerbação da dermatite atópica.	Amplo espectro de manifestações clínicas. Sintomas gastrointestinais: diarreia, vômitos, distensão abdominal, flatulência, dor abdominal e constipação. Sintomas extra intestinais: anemia ferropriva refratária à ferroterapia oral, anemia por deficiência de folato ou de vitamina B12, baixa estatura, redução da densidade mineral óssea, retardo do desenvolvimento puberal, hipoplasia do esmalte dentário, aumento de enzimas hepáticas, estomatite, irritabilidade, fadiga, artralgia e artrites, abortos de repetição, infertilidade, irregularidade menstrual, manifestações psiquiátricas, ataxia, neuropatia e epilepsia.	As manifestações gastrointestinais podem ser caracterizadas por dor abdominal, distensão abdominal, flatulência, diarreia e/ou constipação, enquanto as manifestações extra intestinais por pensamento lento, distúrbio de memória, cefaleia, dor nas articulações e nos músculos, fadiga, depressão, dormência nas pernas ou nos braços.

Continua

Continuação

	Alergia ao trigo	Doença celíaca	"Sensibilidade ao glúten não-celíaca" ou melhor, "intolerância ao trigo não-celíaca"
Testes laboratoriais	Para diagnóstico laboratorial: testes *in vivo* – testes cutâneos de hipersensibilidade imediata e teste *in vitro* – IgE específica, por exemplo, pelo método ImmunoCAP®, para o trigo.	Testes sorológicos, o anticorpo antitransglutaminase da classe IgA ou anticorpo antiendomisio da classe IgA.	?
Diagnóstico	O diagnóstico de alergia ao trigo IgE mediada baseia-se na presença de sintomas pela história clínica, que quando ocorrem dentro de 1 a 3 horas da exposição ao trigo, deve ser confirmada laboratorialmente pela IgE específica ao trigo.	Para confirmação diagnóstica: biopsia do duodeno (segunda porção) com presença de atrofia vilositária.	?
Tratamento	Evitar exposição ao trigo. No caso da alergia ao trigo por via oral, dieta sem trigo. Recomenda-se dispor da adrenalina auto injetável, no caso de haver exposição inadvertida ao trigo.	Dieta sem glúten, isto é, sem trigo, centeio, cevada, malte e aveia (a aveia pode ser permitida quando se garantir que não esteja contaminada com o glúten), permanente, isto é, por toda a vida.	Dieta sem trigo.

Referências Bibliográficas

1. Delcour JA, Joye IJ, Pareyt B, Wilderjans E, Brijs K, Lagrain B. Wheat gluten functionality as a quality determinant in cereal-based food products. Annu Rev Food Sci Technol. 2012;3:469-92.
2. Ciclitira PJ, Ellis HJ. Determination of the gluten content of foods. Panminerva Med.1991;33(2):75-82.
3. Kasarda DD. Can an increase in celiac disease be attributed to an increase in the gluten content of wheat as a consequence of wheat breeding? J Agric Food Chem. 2013;61(6):1155-9.
4. Cianferoni A. Wheat allergy: diagnosis and management. J Asthma Allergy. 2016;9:13-25.
5. Sapone A, Bai JC, Ciacci C, Dolinsek J, Green PH, Hadjivassiliou M, Kaukinen K, Rostami K, Sanders DS, Schumann M, Ullrich R, Villalta D, Volta U, Catassi C, Fasano A. Spectrum of gluten-related disorders: consensus on new nomenclature and classification. BMC Med. 2012;10:13.
6. Aranda CS, Cocco RR, Pierotti FF, Mallozi MC, Franco JM, Porto A, Goudouris E, Moraes L, Rosário N, Wandalsen NF, Pastorino A, Sarinho E, Sano F, Chavarria ML, Borres MP, Solé D. Increased sensitization to several allergens over a 12-year period in Brazilian children. Pediatr Allergy Immunol. 2018;29(3):321-324.
7. Nwaru BI, Hickstein L, Panesar SS, Roberts G, Muraro A, Sheikh A; EAACI Food Allergy and Anaphylaxis Guidelines Group. Prevalence of common food allergies in Europe: a systematic review and meta-analysis. Allergy 2014;69:992-1007.
8. Nwaru BI, Takkinen HM, Niemelä O, Kaila M, Erkkola M, Ahonen S, et al. Introduction of complementary foods in infancy and atopic sensitization at the age of 5 years: timing and food diversity in a Finnish birth cohort. Allergy 2013;68:507-16.
9. Östblom E, Wickman M, van Hage M, Lilja G. Reported symptoms of food hypersensitivity and sensitization to common foods in 4-year-old children. Acta Paediatr 2008;97:85-90.
10. Venter C, Maslin K, Arshad SH, Patil V, Grundy J, Glasbey G, et al. Very low prevalence of IgE mediated wheat allergy and high levels of cross-sensitisation between grass and wheat in a UK birth cohort. Clin Transl Allergy 2016;6:22.
11. Inomata N. Wheat allergy. Curr Opin Allergy Clin Immunol. 2009;9(3):238-43.
12. Cocco RR, Camelo-Nunes IC, Pastorino AC, Silva L, Sarni ROS, Rosario Filho NA, Solé D. Abordagem laboratorial no diagnóstico da alergia alimentar. Rev Paul Pediatr 2007;25(3):258-65.
13. Micozzi S, Infante S, Fuentes-Aparicio V, Álvarez-Perea A, Zapatero L. Celiac Disease and Wheat Allergy: A Growing Association? Int Arch Allergy Immunol.2018;176(3-4):280-282.
14. Hill ID, Fasano A, Guandalini S, Hoffenberg E, Levy J, Reilly N, et al. NASPGHAN Clinical Report on the Diagnosis and Treatment of Gluten related Disorders. J Pediatr Gastroenterol Nutr 2016;63(1):156-65.
15. Green PHR, Lebwohl B, Greywoode R. Celiac Disease. J Allergy Clin Immunol 2015;135(5):1099-106.
16. Husby S, Koletzko S, Korponay-Szabó IR, Mearin ML, Phillips A, Shamir R, et al.; ESPGHAN Working Group on Coeliac Disease Diagnosis; ESPGHAN Gastroenterology Committee; European Society for Pediatric Gastroenterology, Hepatology, and Nutrition. European Society for Pediatric Gastroenterology, Hepatology, and Nutrition guidelines for the diagnosis of coeliac disease. J Pediatr Gastroenterol Nutr 2012;54(1):136-60.

Alergia ao Trigo, Intolerância ao Glúten e Doença Celíaca: Diferenças Clinicolaboratoriais **99**

17. Rostom A, Murray JA, Kagnoff MF. American Gastroenterological Association (AGA) Institute technical review on the diagnosis and management of celiac disease. Gastroenterology 2006;131:1981-2002.

18. Oliveira RP, Sdepanian VL, Barreto JA, Cortez AJ, Carvalho FO, Bordin JO, et al. High prevalence of celiac disease in Brazilian blood donor volunteers based on screening by IgA antitissue transglutaminase antibody. Eur J Gastroenterol Hepatol. 2007;19(1):43-9.

19. Melo SB, Fernandes MI, Peres LC, Troncon LE, Galvão LC. Prevalence and demographic characteristics of celiac disease among blood donors in Ribeirão Preto, State of São Paulo, Brazil. Dig Dis Sci. 2006;51(5):1020-5.

20. Pereira MA, Ortiz-Agostinho CL, Nishitokukado I, Sato MN, Damião AO, Alencar ML, et al. Prevalence of celiac disease in an urban area of Brazil with predominantly European ancestry. World J Gastroenterol. 2006;12(40):6546-50.

21. Gandolfi L, Pratesi R, Cordoba JC, Tauil PL, Gasparin M, Catassi C. Prevalence of celiac disease among blood donors in Brazil. Am J Gastroenterol. 2000;95(3):689-92.

22. Trevisiol C, Brandt KG, Silva GA, Crovella S, Ventura A. High prevalence of unrecognized celiac disease in an unselected hospital population in north-eastern Brasil (Recife, Pernambuco). J Pediatr Gastroenterol Nutr. 2004;39(2):214-5.

23. Brandt KG, Silva GA. [Seroprevalence of celiac disease at a general pediatric outpatient clinic]. Arq Gastroenterol. 2008;45(3):239-42.

24. Husby S, Koletzko S, Korponay-Szabó IR, Mearin ML, Phillips A, Shamir R, et al.; ESPGHAN Working Group on Coeliac Disease Diagnosis; ESPGHAN Gastroenterology Committee; European Society for Pediatric Gastroenterology, Hepatology, and Nutrition. European Society for Pediatric Gastroenterology, Hepatology, and Nutrition guidelines for the diagnosis of coeliac disease. J Pediatr Gastroenterol Nutr 2012;54(1):136-60.

25. Reunala T, Salmi TT, Hervonen K, Kaukinen K, Collin P. Dermatitis Herpetiformis: A Common Extraintestinal Manifestation of Coeliac Disease. Nutrients. 2018;10(5). pii: E602

26. Marsh MN. Gluten, major histocompatibility complex, and the small intestine. A molecular and immunobiologic approach to the spectrum of gluten sensitivity ('celiac sprue'). Gastroenterology. 1992;102(1):330-54.

27. Rostami K, Kerckhaert J, Tiemessen R, von Blomberg BM, Meijer JW, Mulder CJ. Sensitivity of antiendomysium and antigliadin antibodies in untreated celiac disease: disappointing in clinical practice. Am J Gastroenterol. 1999;94(4):888-94.

28. Oberhuber G, Granditsch G, Vogelsang H. The histopathology of coeliac disease: time for a standardized report scheme for pathologists. Eur J Gastroenterol Hepatol. 1999;11(10):1185-94.

29. van Berge-Henegouwen GP, Mulder CJ. Pioneer in the gluten free diet: Willem-Karel Dicke 1905-1962, over 50 years of gluten free diet. Gut. 1993;34(11):1473-5.

30. Catassi C, Fabiani E, Iacono G, D'Agate C, Francavilla R, Biagi F, Volta U, Accomando S, Picarelli A, De Vitis I, Pianelli G, Gesuita R, Carle F, Mandolesi A, Bearzi I, Fasano A. A prospective, double-blind, placebo-controlled trial to establish a safe gluten threshold for patients with celiac disease. Am J Clin Nutr. 2007;85(1):160-6.

31. van Overbeek FM, Uil-Dieterman IG, Mol IW, et al. The daily gluten intake in relatives of patients with coeliac disease compared with that of the general Dutch population. Eur J Gastroenterol Hepatol. 1997;9(11):1097-9.

32. Food and Agriculture Organization of the United Nations. Codex Alimentarium Commission. Standard for foods for special dietary use for persons intolerante

to gluten. CODEX STAN 118-1979. Adopted in 1979. Amendment: 1983 and 2015. Revision: 2008.

33. Sdepanian VL, Scaletsky IC, Fagundes-Neto U, Batista de Morais M. Assessment of gliadin in supposedly gluten-free foods prepared and purchased by celiac patients. J Pediatr Gastroenterol Nutr. 2001;32(1):65-70.

34. Sdepanian VL, Morais MB, Fagundes-Neto U. [Celiac disease: evaluation of compliance to gluten-free diet and knowledge of disease in patients registered at the Brazilian Celiac Association (ACA)]. Arq Gastroenterol. 200;38(4):232-9.

35. Sdepanian VL, Scaletsky IC, Morais MB, Fagundes-Neto U. [Assessment of gliadin in pharmaceutical products - important information to the orientation of celiac disease patients]. Arq Gastroenterol. 2001 Jul-Sep;38(3):176-82.

36. Salles DRM. Detecção de glúten em alimentos presumivelmente sem glúten preparados em panificadoras [dissertação]. São Paulo: Universidade Federal de São Paulo – Escola Paulista de Medicina – UNIFESP, 2006.

37. Lanzarin CMV. Frequência de sensibilização ao trigo, centeio, cevada e malte em crianças e adolescentes com doença celíaca [dissertação]. São Paulo: Universidade Federal de São Paulo – Escola Paulista de Medicina – UNIFESP, 2016.

38. Holmes GK. Non-malignant complications of coeliac disease. Acta Paediatr Suppl. 1996;412:68-75.

39. Card TR, West J, Holmes GK. Risk of malignancy in diagnosed coeliac disease: a 24-year prospective, population-based, cohort study. Aliment Pharmacol Ther. 2004;20(7):769-75.

40. Leonard MM, Sapone A, Catassi C, Fasano A. Celiac Disease and Nonceliac Gluten Sensitivity: A Review. JAMA. 2017;318(7):647-656.

41. DeGeeter C, Guandalini S. Food Sensitivities: Fact Versus Fiction. Gastroenterol Clin North Am. 2018;47(4):895-908.

42. Skodje GI, Sarna VK, Minelle IH, et al. Fructan, rather than gluten, induces symptoms in patients with self-reported non-celiac gluten sensitivity. Gastroenterology 2018;154(3):529-39.e2.

Alergia a Múltiplos Alimentos: Dermatite Atópica

8

Raquel Bicudo Mendonça
Roseani da Silva Andrade
Márcia Carvalho Mallozi

Introdução

A dermatite atópica (DA) é uma doença cutânea, inflamatória crônica, de caráter genético, multifatorial, caracterizada pela presença de episódios recorrentes de eczema associado a prurido.[1] O adjetivo "atópico" refere-se à presença de imunoglobulina E (IgE) total elevada e sensibilização frequente a aero alérgenos ou alérgenos alimentares, sendo a DA frequentemente a primeira manifestação da "marcha atópica".[1] A etiopatogenia da DA é complexa, envolvendo fatores genéticos, ambientais, farmacológicos, psicológicos e imunológicos.[2]

A DA é a manifestação alérgica mais comum na primeira infância, sua prevalência estimada é de 8% a 10% entre crianças dos Estados Unidos.[3,4] E cerca de um terço das crianças com DA grave apresentam alergia alimentar (AA).[5] Dentre os principais alérgenos alimentares associados à DA, destacam-se leite, ovos, soja, trigo e amendoim.[1]

Em pacientes com DA e AA três diferentes padrões de reações clínicas podem ser observados (**Figura 8.1**).[5]

As reações imediatas são mediadas por IgE e costumam ocorrer nas primeiras duas horas após a exposição ao alérgeno, podendo manifestar-se como reações cutâneas não eczematosas, tais como prurido, urticária, angioedema e rubor, bem como reações não cutâneas, manifestada por sintomas gastrointestinais, respiratórios (rinoconjuntivite e asma), cardiovasculares e até mesmo anafilaxia. Alguns indivíduos podem apresentar reações IgE mediadas até 6 horas após a ingestão do alimento alergênico. Além disso, pacientes com DA, podem apresentar reação tardia, mediada por células T, com exacerbação do eczema até 48 horas após a ingestão do alimento.

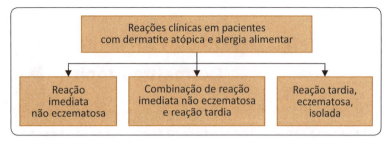

FIGURA 8.1 – *Padrões de reações clínicas provocadas por alimentos em pacientes com dermatite atópica e alergia alimentar. Esquema adaptado de Werfel et al., 2007.*[6]

A reação eczematosa tardia pode ocorrer isoladamente ou acompanhada por uma reação do tipo imediata precedente.[5,6]

Quando há suspeita de AA, a investigação deve começar por uma minuciosa história clínica. Com base nas informações obtidas na anamnese, pode-se aplicar testes que ajudam a verificar se existe sensibilização a alérgenos alimentares, mediada por IgE. Quando os testes apresentam resultado positivo, deve-se realizar o Teste de Provocação Oral (TPO), para verificar se a sensibilização ao alimento está ou não associada à reatividade clínica.[7]

O tratamento da DA envolve orientações gerais quanto aos cuidados com o paciente (hidratação, controle ambiental, suporte emocional), bem como a utilização de medicamentos paliativos (anti-histamínicos, corticosteroides e/ou inibidores de calcineurina tópicos), a depender da gravidade e extensão das lesões.[8]

Quando a associação entre DA e AA é confirmada, os alimentos envolvidos devem ser evitados e o acompanhamento multidisciplinar deve ser mantido, incluindo a participação de um nutricionista, considerando que dietas de restrição mal orientadas podem colocar o paciente em risco nutricional.

Não há qualquer benefício em se estabelecer uma dieta de restrição padronizada para todas as crianças com DA. Portanto, é importante identificar os pacientes que se beneficiam da dieta de restrição, bem como evitar dietas desnecessárias, que poderiam aumentar o risco de carências nutricionais.[8]

Diagnóstico da Alergia Alimentar Associada à Dermatite Atópica

O diagnóstico da AA associada à DA deve ser sistematizado, envolvendo as seguintes etapas:[7]

1. História clínica;
2. Teste cutâneo de hipersensibilidade imediata (*prick test*) e/ou determinação de IgE sérica específica para alimentos;
3. Dieta de restrição para diagnóstico;
4. Teste de Provocação Oral.

Na maioria das crianças com DA, a doença apresenta-se de forma leve (> 80%). Para pacientes com DA leve e ausência de história de reações imediatas a alimentos, não há uma exigência de que seja realizada investigação para AA. Tal investigação é indicada apenas nas seguintes situações:[7]

- Criança com DA e história de reação imediata contra um ou mais alimentos;
- Criança cujos pais suspeitam que alimentos podem ser fatores desencadeantes de reações eczematosas tardias (sem reações imediatas);
- Criança com DA persistente, moderada a grave, sem história de reações imediatas a alimentos ou suspeita de reações eczematosas causadas por consumo alimentar, porém que não melhora mesmo com todos os cuidados com a pele.

História clínica

A história clínica deve ser minuciosa e detalhada. Quando há suspeita de reações imediatas a alimentos, os seguintes aspectos devem ser investigados:[9]

- descrição detalhada dos sinais/sintomas;
- tipo de alimento e/ou preparação que supostamente causa os sintomas;
- quantidade necessária do(s) alimento(s) para provocar reação;
- tempo entre ingestão do alimento e aparecimento de sintomas;
- frequência das reações;
- ocasião da última reação;
- influência de fatores externos (exercícios, alteração hormonal, estresse etc.).
- Quando não há suspeita de qual alimento possa estar envolvido, recomenda-se fazer um diário alimentar associado aos sinais e sintomas (incluindo o estado da DA, intensidade da coceira e perda de sono) durante um período de pelo menos duas semanas.[6]

Testes **in vivo** e **in vitro**

O teste cutâneo de hipersensibilidade imediata (*prick test*) e a determinação de IgE sérica específica ajudam a investigar se o indivíduo tem sensibilização a algum alimento e a definir quais (e quando) deverão ser testados por meio do TPO para confirmação da relevância clínica da sensibilização.[5,7]

Teste de contato atópico com alimentos (Atopy *Patch Test* – APT), se fosse usado em conjunto com outros métodos de diagnóstico, poderia ajudar na investigação da AA associada à DA.[10] Porém, de acordo com o Consenso Brasileiro de Alergia Alimentar 2018, o APT permanece não recomendado para uso na prática clínica devido à ausência de padronização do método.[11]

Alguns pacientes podem apresentar resultados positivos para múltiplos alimentos nos testes *in vivo* e *in vitro*, mesmo sem história de reação alérgica ou piora dos sintomas após a ingestão dos mesmos. Isso ocorre especialmente em pacientes com níveis significativamente elevados de IgE total. Também nesses casos deve-se realizar o TPO para confirmar ou excluir a hipótese de AA associada a DA.[12]

Dieta de restrição para diagnóstico

Quando, por meio da história clínica e dos testes *in vivo* e/ou *in vitro*, desconfia-se que um determinado alimento esteja envolvido com AA, preconiza-se que ele seja eliminado da dieta por um período de 4 a 6 semanas, para que se observe possível melhora dos sintomas. Caso ocorra a melhora, prossegue-se com o TPO. Caso contrário, afasta-se a hipótese de AA.[1,5,7]

Há alguns casos de DA em que existe suspeita de envolvimento com AA, porém a história clínica e ou exames *in vivo* ou *in vitro* não são capazes de identificar quais alimentos estão envolvidos. Nesses raros casos (geralmente associados à DA grave), pode-se optar por fazer uma dieta oligoalergênica por um período de até 2 semanas, para verificar se haverá ou não melhora dos sintomas.[5]

Para lactentes que estejam em aleitamento materno (AM) a mãe deve fazer a dieta de restrição. Para aqueles que não estejam em AM, a dieta oligoalergênica consiste no uso de fórmulas infantis à base de proteínas extensamente hidrolisadas ou à base de aminoácidos livres. Já em crianças mais velhas, a composição deve ser determinada individualmente de acordo com as necessidades do paciente.[5]

Algumas propostas de dieta oligoalergênica já foram publicadas (**Quadro 8.1**)[13-16] e adaptações foram feitas para a população brasileira (**Quadro 8.2**).

Alergia a Múltiplos Alimentos: Dermatite Atópica **105**

Quadro 8.1
Exemplos de dieta oligoalergênica, encontrados na literatura científica internacional

Grupo alimentar	Alimentos que compõem a dieta			
	Bock, et al. (1988)[13]	Sicherer (1999)[14]	Niggemann & Beyer (2007)[15]	Werfel, et al. (2009)[16]
Cereais, raízes e tubérculos	Arroz; arroz parboilizado; flocos de arroz; crispes de arroz; batata doce; tapioca	Arroz (todas as formas); batata-doce	Arroz	Arroz branco
Hortaliças	Alface; aspargos; beterraba; cenoura	Alface; brócolis; aspargos; espinafre	2 vegetais: couve-flor/brócolis;/pepino	Couve-flor; brócolis; pepino
Frutas	Maçã (suco e néctar); pera (suco e néctar); pêssego (suco ou néctar); amora (suco ou néctar); abacaxi (enlatado); damasco (enlatado)	Maçã cozida	1 fruta: pera/banana	—
Carnes	Cordeiro; frango	Cordeiro	1 carne: cordeiro/peru	Cordeiro/peru
Óleos e gorduras	Azeite de oliva	Azeite de oliva	Óleo de girassol; margarina sem leite	Óleo vegetal refinado; margarina sem leite
Temperos	Sal; vinagre branco; açúcar (cana ou beterraba); mel	Sal; açúcar; vinagre	Sal; açúcar	Sal; açúcar
Bebidas	—	—	Água	Água mineral; chá preto

Fonte: elaborado pela Dra. Raquel Bicudo Mendonça

Quadro 8.2
Dieta oligoalergênica, adaptada à população brasileira

Cereais, raízes e tubérculos	Arroz, batata, batata-doce, mandioca e inhame
Carnes	Frango, cordeiro e peru
Hortaliças	Alface, brócolis, couve-flor e cenoura
Frutas	Maçã, pera e banana
Óleos e gorduras	Óleo vegetal refinado e creme vegetal sem leite
Bebidas	Água e chá de ervas (camomila, erva-doce, cidreira e hortelã)
Temperos	Sal, açúcar e vinagre

Fonte: elaborado pela Dra. Raquel Bicudo Mendonça.

Por ser uma dieta muito monótona, composta por um número extremamente restrito de alimentos, a dieta oligoalergênica não deve ser mantida por muito tempo (no máximo 2 semanas), podendo ser usada apenas durante o processo diagnóstico, em alguns casos raros, como já foi dito.

Se, após o período de dieta de restrição, o paciente apresentar melhora, deve-se programar a realização do TPO com os alimentos isolados. A ordem de reintrodução dos alimentos deve ser escolhida com base em três critérios:[16,17]

- necessidades nutricionais;
- resultados de testes alérgicos;
- hábitos alimentares individuais da criança ou da família.

Teste de provocação oral (TPO)

Para realização do TPO, é necessário que as lesões cutâneas estejam ao menos em condições estáveis, o que geralmente requer a restrição dos fatores desencadeantes e terapia medicamentosa. Terapia com anti-histamínico ou luz ultravioleta deve ser suspensa antes do TPO. Se o uso de corticosteroide oral for absolutamente necessário, é possível manter administração de medicamentos menos potentes (como hidrocortisona 1% uma vez ao dia).[16]

Antes da realização do TPO, e entre 24 e 48 horas após o teste, recomenda-se que as lesões cutâneas sejam classificadas por meio de um escore de sintomas, como um parâmetro objetivo de observação. O escore mais comumente utilizado é o SCORAD (*scoring atopic dermatitis*), e um acréscimo de pelo menos 10 pontos após o teste é usualmente indício de uma reação positiva.[17]

O TPO aberto pode ser realizado como primeira opção e, caso o paciente apresente alguma reação pouco clara, indica-se a realização o TPO duplo cego controlado por placebo, que apesar de mais demorado, é mais confiável.[16]

Para realização do teste, o paciente deve estar preferencialmente em jejum de pelo menos duas horas. O alimento é administrado em doses crescentes, a cada 15 a 20 minutos, até completar a quantidade de uma porção habitual, de acordo com a idade da criança, ou até a ocorrência de uma reação clínica.

Quando o TPO é negativo, recomenda-se manter o consumo do mesmo alimento por pelo menos 2 dias, para que possíveis reações tardias sejam também avaliadas.[16] Após o período de observação por 48 horas, os alimentos não relacionados com reações adversas ou piora dos sintomas da DA devem ser liberados para o consumo.

O TPO pode ser realizado para o diagnóstico de AA, bem como para avaliar a aquisição de tolerância ao alimento após um período de exclusão do alimento, por no mínimo 6 meses.

A **Figura 8.2** apresenta um fluxograma para o diagnóstico de AA associada à DA.

Terapia Nutricional para Crianças com DA Associada à Alergia Alimentar

Quando houver confirmação diagnóstica de AA associada à DA a dieta de restrição deverá ser instituída e os alimentos retirados devem ser substituídos por outros correspondentes do ponto de vista nutricional. A orientação sobre receitas alternativas e leitura de rótulos é imprescindível para o sucesso do tratamento e prevenção de transgressão da dieta.

Conforme preconizado pelo Ministério da Saúde a criança deverá receber leite materno até os 2 anos ou mais e quando for terapeuticamente justificado a mãe deverá seguir a dieta de exclusão.

A terapia nutricional deverá ser iniciada com uma minuciosa avaliação do estado nutricional e do hábito alimentar da criança. O peso e a estatura da criança deverão ser mensurados e avaliados

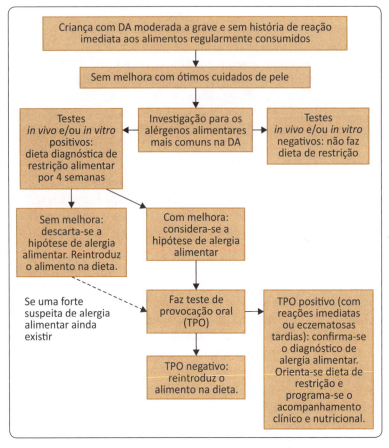

FIGURA 8.2 – *Fluxograma para o diagnóstico de alergia alimentar associada à dermatite atópica, adaptado de Bergmann et al., 2013.*[1]

de acordo com os índices de peso para estatura, índice de massa corporal (IMC) para idade e estatura para idade, utilizando-se as curvas da OMS para a classificação do estado nutricional.

A avaliação do histórico de ganho de peso e estatura da criança é imprescindível para determinar se há risco nutricional, independentemente da classificação atual. A avaliação de hábito alimentar, tempo de amamentação e idade de introdução dos novos alimentos é indispensável para determinar o plano alimentar.

Os inquéritos alimentares como o recordatório de 24 horas, registro alimentar e o questionário de frequência alimentar são importantes instrumentos para avaliar a adequação da dieta atual e planejar as alterações necessárias.

Quando a criança é amamentada, o mesmo procedimento deverá ser realizado com a mãe, pois é ela quem adotará a dieta de exclusão.

Como não há estudos que determinem as necessidades nutricionais de crianças com AA e DA, vêm sendo usadas na prática clínica a fórmula para estimativa do gasto energético e as recomendações de macro e micronutrientes propostas pelo *Institute of Medicine* nas *Dietary Reference Intakes* (DRI).

Por se tratar de doença inflamatória crônica, suspeita-se que crianças com DA tenham aumento no gasto energético e na necessidade de proteínas e vitaminas e minerais antioxidantes. No entanto, não é possível mensurar qual seria o acréscimo em comparação com uma criança saudável.

Vitamina D

A vitamina D é uma vitamina lipossolúvel, possui duas isoformas principais: a vitamina D_3 (colecalciferol), que é a forma endógena humana e derivada de animais, e a vitamina D_2 (ergocalciferol), forma derivada das plantas. Sendo que a principal fonte dessa vitamina é através da síntese endógena na pele, quando os raios ultravioletas tipo B (UVB) da luz solar induzem a conversão de um precursor da vitamina D, o 7 dehidrocolesterol em vitamina D. As fontes alimentares como óleo de fígado de bacalhau, peixes gordurosos (salmão, atum, cavala), gema de ovo etc. desempenham papel menor no fornecimento desta vitamina.[18]

Áreas geográficas com menor exposição aos raios UVB têm maior prevalência de DA. O clima influencia na prevalência da DA, que pode ser exacerbada em crianças e adultos durante o inverno, quando há uma baixa produção de vitamina D.[19]

Estudos *in vitro* sugerem que a vitamina D_3 estimula a expressão de peptídeos antibacterianos (catelicidina e B-defensina humana) responsáveis pela prevenção de infecções na pele e síntese proteica como a filagrina, necessária para a formação do extrato córneo na pele.[20]

A forma principal circulante de vitamina D é 25-hidroxivitamina D [25(OH)D], que é gerada por hidroxilação de vitamina D no fígado. Alguns ensaios clínicos mostram que os níveis séricos de 25-hidroxivitamina D [25(OH)D se correlacionam inversamente com o desenvolvimento e gravidade da DA. Esses estudos sugerem que a vitamina D pode ter um papel protetor da patogênese da doença.[21]

Algumas diretrizes nutricionais de vitamina D recomendam níveis séricos de 25-hidroxivitamina D [25(OH)D] de 25 a 50 nmol/L.[22]

A suplementação de vitamina D pode ajudar a melhorar os sintomas da DA e pode ser considerada uma terapia segura. Porém estudos maiores e com intervenções mais longas são necessários para avaliar a dosagem adequada de ingestão de vitamina D.[23]

Probióticos

O uso de probióticos tem sido proposto na prevenção das doenças alérgicas, pois a microbiota atua na imunidade local e sistêmica. A modificação da microbiota intestinal ou a falta de exposição microbiana durante a infância são fatores que têm sido apontados como potencialmente envolvidos no aumento da prevalência das doenças alérgicas. Probióticos como Lactobacilos pertencentes à microflora intestinal natural têm sido relatados na redução da incidência e gravidade da DA. Porém, esse mecanismo ainda precisa ser elucidado.[24] As metanálises publicadas sobre o uso de probióticos em pacientes com DA são bastante heterogêneas. Pois os estudos diferem em tipos de cepas utilizadas; método e tempo de intervenção; tamanho de amostras e aplicação em diferentes etnias. Por isso ainda não podemos determinar com segurança qual o probiótico ou misturas de cepas devem ser administrados. E, até o momento, não há relatos publicados sobre os efeitos de diferentes cepas probióticas em crianças com DA.[25]

Estresse oxidativo e defesa antioxidante

Estresse oxidativo pode ser definido como a formação de oxidantes nas células do corpo humano que exceda a capacidade dos mecanismos de defesa antioxidante. Existem dois sistemas de eliminação de oxidantes:

1. **Enzimático (endógeno):** representado principalmente pelas enzimas endógenas glutationa peroxidase (GPx), catalase (CAT) e superóxido dismutase (SOD);

2. **Não enzimático (exógeno):** como as vitaminas A, C, E e elementos traços como zinco, cobre, etc.[26]

Em excesso, os oxidantes podem reagir com todas macromoléculas celulares como proteínas, carboidratos, ácidos nucleicos e lipídios, particularmente os ácidos graxos poliinsaturados da membrana celular. Uma reação em cadeia é iniciada após a reação inicial com as espécies reativas de oxigêncio (oxidantes), prosseguindo para lesão até morte celular.Os metabólitos de oxidação podem ser medidos através da urina ou sangue. O Malondialdeído (MDA) é um marcador sensível de oxidação lipídica.[27]

Nos últimos anos, o estresse oxidativo têm sido implicado na patogênese da dermatite atópica (DA). Durante o período de exacerbação da DA há um aumento do estresse oxidativo e diminuição da capacidade anti-oxidante do corpo. Alguns estudos com pacientes com DA demonstraram uma significativa diminuição da capacidade antioxidante comparada com um grupo-controle, assim como um aumento significativamente maior da peroxidação lipídica medida através do MDA.[28]

Estratégias para redução do estresse oxidativo em pacientes com DA podem ser consideradas a partir do fornecimento de agentes antioxidantes através da alimentação equilibrada com frutas, verduras, legumes, ovos e carnes etc. (Tabela 8.1)

Tabela 8.1 Alimentos fontes de nutrientes antioxidantes	
Nutrientes	**Alimentos**
Vitamina A (retinoides e carotenoides)	Fígado, leite e derivados, atum, sardinha, arenque. Cenoura, melancia, mamão, tomate abóbora e hortaliças verdes.
Vitamina E	Óleos de germe de trigo, milho, soja, girassol, amendoim, nozes, cereais integrais, leguminosas.
Vitamina C	Laranja, limão, acerola, caju, morango, caqui, mamão papaia, couve, aspargo, brócolis.
Zinco	Frutos do mar, carnes de boi, frango, porco, fígado, ovos, leites e queijos, leguminosas, grãos e cereais.
Cobre	Frutos do mar, carnes de frango, boi, porco, fígado, ovos, leite e derivados, grãos e cereais.
Selênio	Castanha-do-pará, cereais e grãos, vísceras, carnes de músculos.

Fonte: Grooper, Sareen S. et al.[29]

Considerações Finais

É importante ressaltar que, tanto na fase de diagnóstico da AA associada à DA como na fase de tratamento, há necessidade contínua de orientação nutricional especializada e adequada, especialmente quando se excluem múltiplos alimentos em pacientes com DA.

Para cada alimento ou grupo de alimentos excluídos, é necessário avaliar os riscos de deficiências de macro e micronutrientes, pois a restrição realizada de forma não supervisionada pode comprometer o estado nutricional e clínico da criança de forma grave. Na literatura, existem diversos estudos demonstrando déficit de ganho de peso e crescimento, ingestão inadequada de nutrientes, raquitismo e ocorrência de fraturas, em decorrência de dietas de restrição mal orientadas. Entretanto, quando há aconselhamento dietético, a chance de ingestão adequada de nutrientes pode ser até duas vezes superior.

Referências Bibliográficas

1. Bergmann MM, Caubet JC, Boguniewicz M, Eigenmann PA. Evaluation of food allergy in patients with atopic dermatitis. J Allergy Clin Immunol Pract [Internet]. 2013;1(1):22–8. Available from: http://dx.doi.org/10.1016/j.jaip.2012.11.005.
2. Senna SN, Oliveira LI, Delfim L, Will M, Rocha Filho W. Alergia alimentar e a ácaros em crianças com dermatite atópica. Brazilian J Allergy Immunol. 2019;2(4):447-51.
3. Dhami S, Sheikh A. Estimating the prevalence of aero-allergy and/or food allergy in infants, children and young people with moderate-to-severe atopic eczema/ dermatitis in primary care: multi-centre, cross-sectional study. J R Soc Med. 2015;108(6):229-36.
4. Samady W, Warren C, Kohli S, Jain R, Bilaver L, Mancini AJ, et al. The Prevalence of Food Allergy in Children with Atopic Dermatitis. New Trends Allergy III [Internet]. 2019;(c):259-64. Available from: https://doi.org/10.1016/j.anai.2019.03.019.
5. Wassmann A, Werfel T. Atopic eczema and food allergy. Chem Immunol Allergy. 2015;101:181-90.
6. Werfel T, Ballmer-Weber B, Eigenmann PA, Niggemann B, Rancé F, Turjanmaa K, et al. Eczematous reactions to food in atopic eczema: Position paper of the EAACI and GA2LEN. Allergy Eur J Allergy Clin Immunol. 2007;62(7):723-8.
7. Cartledge N, Chan S. Atopic Dermatitis and Food Allergy: A Paediatric Approach. Curr Pediatr Rev. 2018;14(3):171-9.
8. Eichenfield LF, Ahluwalia J, Waldman A, Borok J, Udkoff J, Boguniewicz M. Current guidelines for the evaluation and management of atopic dermatitis: A comparison of the Joint Task Force Practice Parameter and American Academy of Dermatology guidelines. J Allergy Clin Immunol [Internet]. 2017;139(4):S49–57. Available from: http://dx.doi.org/10.1016/j.jaci.2017.01.009.
9. Fiocchi A, Schünemann HJ, Brozek J, Restani P, Beyer K, Troncone R, et al. Diagnosis and rationale for action against Cow's milk allergy (DRACMA): A summary report. J Allergy Clin Immunol. 2010;126(6).

10. Čelakovská J, Vaněčková J, Ettlerová K, Ettler K, Bukač J. The Role of Atopy Patch Test in Diagnosis of Food Allergy in Atopic Eczema/Dermatitis Syndrom in Patients over 14 Years of Age. Acta Medica (Hradec Kral Czech Republic). 2016;53(2):101-8.

11. Solé D, Rodrigues Silva L, Cocco RR, Ferreira CT, Sarni RO, Oliveira LC, et al. Consenso Brasileiro sobre Alergia Alimentar: 2018 -Parte 2 - Diagnóstico, tratamento e prevenção. Documento conjunto elaborado pela Sociedade Brasileira de Pediatria e Associação Brasileira de Alergia e Imunologia. Arq Asma Alerg Imunol. 2018;2(1):39-82.

12. Suh KY. Food Allergy and Atopic Dermatitis: Separating Fact from Fiction. Semin Cutan Med Surg [Internet]. 2010;29(2):72–8. Available from: http://dx.doi.org/10.1016/j.sder.2010.03.007.

13. Bock SA, Sampson HA, Atkins FM, Zeiger S, Lehrer S, Sachs M, et al. DBPCFC as an office procedure - A manual. J Allergy Clin Immunol. 1988;82(6):986-97.

14. Sicherer SH. Food allergy: when and how to perform oral food challenges. Pediatr Allergy Immunol. 1999;10:226-34.

15. Niggemann B, Beyer K. Diagnosis of food allergy in children: Toward a standardization of food challenge. J Pediatr Gastroenterol Nutr. 2007;45(4):399-404.

16. Werfel T, Erdmann S, Fuchs T, Henzgen M, Kleine-Tebbe J, Lepp U, et al. Approach to suspected food allergy in atopic dermatitis. J der Dtsch Dermatologischen Gesellschaft. 2009;7(3):265-71.

17. Niggemann B. Role of oral food challenges in the diagnostic work-up of food allergy in atopic eczema dermatitis syndrome. Allergy. 2004;59(s78):32-4.

18. Christakos S, Dhawan P, Verstuyf A, Verlinden L, Carmeliet G. Vitamin D: metabolism, molecular mechanism of action, and pleiotropic effects. Physiol Ver. 2016; 96: 365-408.

19. Sidbury R, Sullivan AF, Thadhani RI, Camargo CA Jr. Randomized controlled trial of vitamin D supplementation for winter-related atopic dermatitis in Boston: a pilot study. Br J Dermatol 2008;159:245-7.

20. Hata TR, Kotol P, Jackson M, Nguyen M, Paik A, Udall D, et al. Administration of oral vitamin D induces cathelicidin production in atopic individuals. J Allergy Clin Immunol 2008;122:829-31.

21. Peroni DG, Piacentini GL, Cametti E, Chinellato I, Boner AL. Correlation between serum 25-hydroxyvitamin D levels and severity of atopic dermatitis in children. Br J Dermatol 2011;164:1078-82.

22. Pilz S, Rrummer C, Pandis M, Schwetz V, Aberer F, Grübler M, et al. Vitamin D: Current Guidelines and Future Outlook. Anticancer Research. 2018; 38:1145-1151.

23. Kim G, Bae J. Vitamin D and atopic dermatitis: A systematic review and meta-analysis Nutrition. 2016;32: 913-920.

24. Ghadimi D, Fölster-Holst R, Vrese M, Winkler P, Heller KJ, Schrezenmeir J. Effects of probiotic bacteria and their genomic DNA on TH1/TH2-cytokineproduction by peripheral blood mononuclear cells (PBMCs) of healthy and allergic subjects. Immunobiology. 2008;213:677-92.

25. Huang R, Ning H, Shen M, Jie Li, Jianglin Zhang, Xiang Chen. Probiotics for the Treatment of Atopic Dermatitis in Children: A Systematic Review and Meta-Analysis of Randomized Controlled Trials. Front. Cell. Infect. Microbiol. 2017;7:392.

26. Briganti S, Picardo M. Antioxidant activity, lipid peroxidation and skin diseases. What's new. J Eur Acad Dermatol Venereol. 2003;7,663-669.

114 Terapia Nutricional na Alergia Alimentar em Pediatria

27. Nakai K, Yoneda K, Maeda R, Munehiro A, Fujita N, Yokoi I, et al. Urinary biomarker of oxidative stress in patients with psoriasis vulgaris and atopic dermatitis. J Eur Acad Dermatol Venereol. 2009;23(12):1405-8.

28. Omata N, Tsukahara H, Ito S, Oshima Y, Yasutomi M, Yamada A, et al. Increased oxidative stress in childhood atopic dermatitis. Life Sciences. 2001;69(2):223-228.

29. Gropper SS, Smith JL, Groff JL. Nutrição avançada e Metabolismo Humano. 5ªed. Norte-americana. Editora Cengage Learning, 2011.

Alergia a Múltiplos Alimentos: Esofagite Eosinofílica

9

Patrícia da Graça Leite Speridião
Mauro Batista de Morais
Marcela Duarte de Sillos

Introdução

A esofagite eosinofílica (EE) é uma doença crônica e progressiva do esôfago, resultado da interação do sistema imunológico com antígenos. Clinicamente, caracteriza-se por quadro de disfunção esofágica associada à infiltração eosinofílica anormal do esôfago. Nas últimas duas décadas, ocorreu aumento expressivo do diagnóstico de EE. Entretanto, não está claro ainda se isto se deve a um aumento real na prevalência da EE ou a um maior grau de suspeição diagnóstica dessa condição.[1] A incidência e a prevalência da EE variam entre as diferentes regiões geográficas e, embora possa ocorrer em qualquer faixa etária, é mais frequente em adultos. Estudos epidemiológicos estimam que hoje a prevalência de EE na população geral seja de 10 a 57 casos para 100.000 indivíduos.[2] Na faixa etária pediátrica, o pico de incidência ocorre aos 10 anos, com predomínio do sexo masculino.[3]

Na fisiopatologia da EE, sabe-se que antígenos alimentares desencadeiam uma resposta imune mediada por células TH2 (eosinófilos, mastócitos, IL-5 e IL-13) em indivíduos geneticamente susceptíveis, resultando em infiltração eosinofílica anormal da mucosa esofágica e em disfunção esofagiana. Em indivíduos saudáveis, não são encontrados eosinófilos na mucosa esofágica. Sabendo-se do papel dos antígenos alimentares na fisiopatologia da EE, a dieta de eliminação do alimento suspeito é uma das bases do tratamento dessa doença. O tratamento com base na dieta de eliminação pode induzir remissão clínica e histológica por longos períodos de tempo, sem o auxílio de tratamento medicamentoso. Quanto mais amplo o número de

116 Terapia Nutricional na Alergia Alimentar em Pediatria

alimentos eliminados, maiores as taxas de remissão. Assim, podemos destacar como alimentos mais comumente envolvidos na EE o leite de vaca, trigo, soja, amendoim e ovo. Entretanto, dietas de eliminação muito restritas também se correlacionam com maior dificuldade de aderência, maior custo e maior impacto na qualidade de vida, o que torna esta modalidade de tratamento de difícil execução na prática clínica. A dieta de restrição alimentar também aumenta o risco nutricional do paciente, especialmente naqueles que já estão em dieta de eliminação por diagnóstico prévio de alergia alimentar. Portanto, a prescrição de dietas de restrição sem a supervisão do médico e do nutricionista pode, potencialmente, aumentar o risco nutricional destes pacientes.[4]

Quadro Clínico

O quadro clínico da EE varia de acordo com a faixa etária e tempo de evolução da doença. Pacientes com EE podem apresentar somente sintomas inespecíficos como recusa alimentar, dificuldade de introdução da alimentação complementar, regurgitações, vômitos, dor abdominal, queimação retroesternal, odinofagia e falência do crescimento, como também sintomas sugestivos de disfunção esofagiana, tais como disfagia e impactação alimentar. Lactentes e pré-escolares tendem a apresentar sintomas inespecíficos e comuns a outras doenças gastrointestinais, dificultando o diagnóstico precoce da doença. O antecedente pessoal de asma, dermatite atópica, alergia alimentar, assim como história familiar de EE/disfagia com necessidade de dilatações endoscópicas do esôfago ou doença gastrointestinal eosinofílica devem aumentar o grau de suspeição de EE.[1,4]

O emprego do escore de sintomas da esofagite eosinofílica pediátrica (PEESS, versão 2.0), que avalia a frequência e a intensidade dos sintomas relacionados à EE, pode ser útil na avaliação inicial e no acompanhamento desses pacientes, considerando já estar traduzido e adaptado para a cultura brasileira.[5]

Diagnóstico

Atualmente, o diagnóstico da EE baseia-se na associação de sintomas de disfunção esofagiana, com a comprovação de infiltração de eosinófilos ocorrendo, exclusivamente, na mucosa esofágica em quantidade $\geq$ 15 eosinófilos por campo de grande aumento. É obrigatório, ainda, que outras doenças que causam ou contribuem para infiltração eosinofílica no esôfago sejam descartadas (**Quadro 9.1**).[4]

Quadro 9.1
Doenças que causam ou contribuem para infiltração eosinofílica no esôfago

- Gastrite, gastroenterite ou colite eosinofílica com acometimento do esôfago
- Doença do refluxo gastroesofágico
- Acalasia e outras doenças de motilidade do esôfago
- Síndrome hipereosinofílica
- Doença de Crohn com comprometimento esofágico
- Infecções por fungos e vírus
- Doenças do tecido conectivo
- Síndromes de hipermotilidade
- Distúrbios autoimunes e vasculites
- Doenças dermatológicas com acometimento do esôfago (pênfigo)
- Reação de hipersensibilidade a drogas
- Esofagite induzida por fármacos (*pill esophagitis*)
- Doença enxerto × hospedeiro
- Doenças genéticas (Síndrome de Marphan tipo 2, síndrome Hiper-IgE, síndrome de Netherton etc.)

Adaptado de Dellon et al., 2018.[4]

Até recentemente, acreditava-se que a doença do refluxo gastroesofágico (DRGE) e a EE fossem condições distintas e mutuamente excludentes. Assim, pacientes com suspeita de EE eram submetidos a um teste terapêutico com inibidor de bomba de prótons (IBP) e, caso não apresentassem melhora dos sintomas e da infiltração, recebiam a confirmação do diagnóstico de EE. Por outro lado, pacientes que apresentavam melhora clínica e histológica recebiam o diagnóstico de EE responsiva a IBP. Hoje, acredita-se que a DRGE e a EE possam ocorrer simultaneamente no mesmo paciente e, ainda, que uma condição pode favorecer a ocorrência da outra. Sabe-se, também, que as caraterísticas clínicas de pacientes com EE ou EE responsiva a IBP, antes do teste terapêutico, são muito semelhantes. Além disso, existem evidências de que os IBPs atuam não apenas reduzindo a produção de ácido gástrico, mas também modulando a barreira mucosa por meio da inibição da produção de citocinas Th2 e de eotaxina-3. Esses dados sugerem que o uso de IBPs contribuem para reduzir a infiltração eosinofílica da mucosa esofágica, mesmo em pacientes sem DRGE. Tendo em vista todos os avanços no conhecimento do efeito dos IBPs na resposta imune de pacientes com

EE, segundo as novas diretrizes para o diagnóstico da EE publicadas em 2018, não é mais necessário verificar a falta de resposta clínica e histológica ao IBP para estabelecer o diagnóstico de EE.[4]

Na endoscopia digestiva alta, o achado de anéis concêntricos fixos e/ou transitórios, sulcos ou estrias verticais, exsudato granular, edema com apagamento da trama vascular, fragilidade da mucosa (tipo papel crepom), estenoses e redução do calibre do esôfago, são sugestivos de EE. Alguns pacientes com EE têm aspecto normal da mucosa esofágica. Uma escala de referência endoscópica para EE (*EREFS–Endoscopic Reference Score*) pode ser utilizada no diagnóstico e no acompanhamento dos pacientes com EE.[6] Com o emprego dessa escala endoscópica, também é possível classificar os pacientes em dois tipos de fenótipos: inflamatório e fibroestenótico. O fenótipo inflamatório parece predominar em pacientes mais jovens.[7]

Como a comprovação de infiltração de eosinófilos na mucosa esofágica, em quantidade ≥ 15 eosinófilos por campo de grande aumento é uma das condições para o diagnóstico de EE, recomenda-se que pacientes com sintoma de disfunção esofágica devem sempre ser submetidos a endoscopia digestiva alta com biópsias esofágicas, independentemente dos achados endoscópicos. As biópsias devem ser coletadas a partir de múltiplas áreas do esôfago, de dois ou mais segmentos, dando preferência às áreas de maior inflamação aparente. A contagem de eosinófilos deve ocorrer sempre na área de maior comprometimento da mucosa. Na avaliação do grau e extensão da infiltração eosinofílica, o *EoE-Specific Histologic Scoring System* (EoEHSS) pode ser uma ferramenta útil.[8] Esse sistema de score avalia a quantidade de eosinófilos nas áreas de maior inflamação, a espessura da camada basal epitelial, a presença de abscessos eosinofílicos e a presença de eosinófilos na superfície mucosa, entre outros achados da biópsia. Maiores pontuações correspondem a maior grau e extensão da infiltração eosinofílica.[7] Para que se caracterize infiltração eosinofílica anormal, ocorrendo exclusivamente no esôfago que é característica da EE, é obrigatória a coleta de biópsias de mucosa gástrica e duodenal em todos os pacientes com esta suspeita clínica.[1,4]

Dentre os diagnósticos diferenciais destaca-se a DRGE, como já referido anteriormente. Em pacientes pediátricos com suspeita de DRGE, recomenda-se uma avaliação clínica criteriosa com a realização de exames subsidiários, caso seja necessário.[4,9,10] Marcadores histológicos (ALOX15, células T regulatórias, mastócitos ativados, eotaxina-3 e imunorreatividade da proteína eosinófila) e alguns exames diagnósticos (impedância de mucosa esofágica durante a endoscopia e testes genéticos em biópsias) vêm sendo estudados para diferenciar pacientes com EE e DRGE, mas ainda não são utilizados na prática clínica.[4]

Vale a pena ressaltar que o pediatra deve considerar o estudo contrastado do esôfago (EED) em crianças e adolescentes com história de disfagia e impactação alimentar, antes da realização da endoscopia digestiva alta, a fim de detectar anormalidades anatômicas do esôfago.

O uso de testes alérgicos para tentar identificar os possíveis alérgenos alimentares que desencadeiem a doença tem se mostrado pouco úteis na população pediátrica.[1]

Tratamento

Atualmente, o tratamento da EE engloba o uso dos chamados três Ds: Drogas (IBPs e corticoesteróides tópicos), Dilatações e Dietas de eliminação. Recomenda-se iniciar o tratamento por uma dessas 3 estratégias e reavaliar a resposta ao tratamento (remissão clínica e endoscópica/histológica) após 8-12 semanas de tratamento (fase de indução).

Inibidores de bomba de prótons (IBPs)

O uso de IBPs é considerado atualmente o tratamento inicial para pacientes com EE. O uso de IBP promove melhora histológica entre 23 e 83% das crianças e adolescentes com EE. A dose recomendada é de 1 a 2 mg/kg, 2 × dia (máximo 30 mg 2 × dia de lansoprazol e 40 mg 2 × dia de omeprazol) por um período de 8 semanas a 12 semanas.[1,4]

Após o período inicial de tratamento com IBP, uma nova endoscopia digestiva alta com biópsias deve ser realizada. Se houver persistência da infiltração eosinofílica esofágica, ou seja, $\geq$ 15 eosinófilos por campo de grande aumento, o paciente deve ser submetido à uma nova modalidade de tratamento, seja a dieta restrição alimentar ou corticosteroides tópicos, discutidos a seguir. Caso haja redução da infiltração eosinofílica do esôfago para menos de 15 eosinófilos por campo de grande aumento, a dose de IBP pode ser reduzida à metade, ou seja, 1 mg/kg, 1 × dia. Caso o paciente permaneça estável e assintomático, uma nova endoscopia digestiva alta com biópsias deve ser realizada após 6-12 meses de tratamento com IBP.[1,9] Não há estudos de segurança a respeito do uso de IBPs a longo prazo no tratamento da EE.[4]

120 Terapia Nutricional na Alergia Alimentar em Pediatria

Corticosteroides tópicos

A fluticasona e a budesonida são os corticosteroides tópicos mais utilizados para induzir remissão clínica e histológica na EE. A dose da budesonida utilizada na fase de indução é de 1 mg por via oral por dia para crianças menores de 10 anos e 2 mg por via oral por dia para maiores de 10 anos e adultos, preferencialmente, dividida em duas tomadas. A dose de budesonida na fase de manutenção é de 1 mg por dia. No preparo da apresentação viscosa para ser deglutida, utiliza-se a budesonida (suspensão para nebulização*), misturada a 1 sachê de 1 g de sucralose.[1,9]

A dose de fluticasona para crianças na fase de indução é de 880-1.760 mcg por dia e para adultos é de 1.760 mcg por dia, dividida em duas tomadas. Para a fase de manutenção, utiliza-se 440-880 mcg por dia, dividido em 2 tomadas, e em adultos pode-se utilizar 880-1.760 mcg por dia. Se a apresentação inalatória for utilizada (suspensão aerossol), o paciente deve ser instruído a aplicar o *puff* de medicação dentro da boca, enquanto segura a respiração.[1,7]

Recomenda-se que a dose de corticosteroide tópico matinal seja administrada após o café da manhã, e a dose noturna, antes de dormir. Após ingerir os corticoesteroides, independente se deglutido na forma viscosa ou aerossol, o paciente necessita evitar ingestão de alimentos e líquidos e a escovação dos dentes por 30 minutos, para reduzir o *clearance* esofagiano e aumentar o tempo de contato com a superfície mucosa.[7,9] Após um período de tratamento de 8-12 semanas, o paciente deve ser submetido a nova endoscopia digestiva alta com biópsias para verificar se ocorreu remissão histológica. Os pacientes também devem ser monitorados quanto à ocorrência de candidíase esofágica e supressão do eixo adrenal.[7]

O montelucaste não é adequado para o tratamento da EE, pois não reduz a infiltração eosinofílica esofágica. Imunobiológicos também vem sendo estudados para o tratamento da EE e, ao que tudo indica, são drogas promissoras, mas nenhuma das drogas estudadas (mepolizumabe, reslizumabe, omalizumabe e infliximabe) mostrou-se altamente eficiente. O mepolizumabe e o reslizumabe (anti-IL-5) são capazes de reduzir a infiltração eosinofílica e a eosinofilia periférica, mas não reduzem os sintomas clínicos. O omalizumabe, que é um anticorpo anti-IgE, promoveu redução dos sintomas clínicos em estudos abertos. O infliximabe que é um anticorpo anti-TNFα, não reduz a infiltração eosinofílica.[9]

Dilatações endoscópicas

O uso de dilatações endoscópicas com velas ou balões de maneira lenta e gradual é considerado um tratamento seguro e com baixo risco de complicações na EE. Recomenda-se que o paciente esteja em tratamento, seja medicamentoso ou dietético, durante as dilatações a fim de evitar recidiva das estenoses e estreitamentos.[1,9]

Terapia Nutricional

Até o momento, existem três propostas de terapia nutricional para o tratamento da EE e todas elas apresentam potencial risco nutricional. Essas propostas incluem dieta elementar, dieta de eliminação empírica e dieta de eliminação orientada por teste alérgico sendo que, em todas elas, haverá a remoção dos alimentos mais comumente envolvidos na EE.[11-14]

Embora essas dietas sejam capazes de promover ausência dos sintomas e reduzir o número de eosinófilos da mucosa esofágica, a antigenicidade na EE está associada a mecanismos de resposta tardia ou mista,[15] o que dificulta o estabelecimento do período de tempo exato para a retirada e a reintrodução do(s) suposto(s) alérgeno(s).

A proposta terapêutica dietética na EE se baseia em três modalidades de dieta de eliminação, que serão abordadas a seguir de acordo com suas características:

Dieta elementar

Consiste na alimentação exclusiva de fórmula de aminoácidos livres (100%), também denominada fórmula elementar (*elemental diet*), na qual não há presença de proteínas intactas, nem mesmo pequenos peptídeos. É caracterizada pela eliminação completa de todos os alérgenos alimentares, mostrando-se eficaz na remissão dos sintomas em quase 90% das crianças.[15-19]

Kelly et al.[20] demonstraram os benefícios das dietas elementares no tratamento da EE. Em seu estudo, 10 pacientes que receberam fórmula elementar (100% aminoácidos livres) e obtiveram completa resolução clínica e histopatológica. Resultados semelhantes foram também obtidos em outros estudos.[20,21] Contudo, vale ressaltar que o emprego dessa dieta implica em dois aspectos bastante impactantes: a baixa palatabilidade e alto custo. O **Quadro 9.2** apresenta as fórmulas de aminoácidos comercializadas no mercado nacional e seu custo.

Quadro 9.2
Custo das fórmulas de aminoácidos encontradas no mercado brasileiro em fevereiro de 2019

Nome comercial	Custo por lata de 400 g (reais)
Neocate LCP® (para crianças menores de 1 ano de idade)	245,99
Neo Advance®	245,99
Alfamino®	185,90
Puramino®	159,92

Quadro elaborado a partir do preço médio encontrado em três farmácias populares da cidade de São Paulo, a partir de pesquisa feita em fevereiro de 2019.

Dieta de eliminação empírica

Baseia-se na eliminação empírica de alimentos, comumente, considerados alergênicos na população. Trata-se de alimentos que causam reações IgE mediadas, por exemplo, leite, castanhas, ovos, soja, trigo, peixe e frutos do mar.[11,17,22] Essa dieta é conhecida por "dieta de eliminação dos 6 alimentos" (*six-food elimination diet*) considerada dieta padrão e efetiva em adultos e crianças.

Spergel et al.[23] acompanharam pacientes com evidências clínicas e histopatológicas de EE que obtiveram resolução total do quadro clínico, utilizando dieta de restrição de 4 alimentos (leite de vaca, soja, ovos e amendoim) e fórmula elementar. Outro estudo americano realizado com uma coorte de crianças com diagnóstico de EE, no qual se empregou dieta de eliminação de seis alimentos – leite de vaca, soja, trigo, ovo, amendoim e frutos do mar (*six-food elimination diet*) associada com dieta elementar (*elemental diet*), mostrou que essa conduta dietética promoveu melhora clínica e histológica importante nas crianças.[25] Contudo, vale ressaltar que as dietas elementares ou de eliminação, consideradas não alérgicas, ou ainda oligoalergênicas, são de custo elevado e nem sempre bem toleradas por via oral.

Recentemente, Kagalwalla et al.[24] induziram remissão clínica e histológica em 50 crianças e adolescentes com idade entre 1 e 18 anos (N = 78), após 8 semanas de tratamento com dieta de eliminação de quatro alimentos (leite, trigo, ovo e soja).

Por ser uma dieta bastante restritiva, novas abordagens dietéticas de eliminação empírica, foram testadas a partir da restrição de um único alimento (leite), quatro alimentos (leite, trigo, ovo e soja) e mais recentemente, surgiu a abordagem *step up*, na qual dois alimentos são eliminados (leite e trigo), seguidos da dieta de quatro e, depois, seis alimentos, de acordo com a resposta clínica e histológica do paciente.[14,22] Tais dietas e seus alimentos eliminados são apresentados no **Quadro 9.3**.

Quadro 9.3 Dietas de eliminação empírica	
Dietas de eliminação empírica	**Alimentos eliminados**
Seis alimentos	Leite, ovo, trigo, soja, castanhas e peixe/frutos do mar
Quatro alimentos	Leite, ovo, trigo e soja
Dois alimentos	Leite e trigo
Um alimento	Leite

Fonte: Durban, Dellon, 2018.[21]

Dieta de eliminação orientada por teste alérgico

Trata-se de uma dieta de eliminação baseada em testes, tais como o *skin prick test, patch test* ou, ainda, por IgE sérica específica para determinados alérgenos alimentares. Contudo, mesmo que esses testes apresentem resultado positivo para o alérgeno, não são suficientes para diagnosticar os gatilhos da EE.[14,23] Com base nesses resultados, o alérgeno alimentar é eliminado da dieta.

Manejo e Monitoramento da Terapia Nutricional

O manejo dietético da EE é complexo e vai além da eliminação do alérgeno alimentar da dieta. A orientação da leitura dos rótulos de alimentos industrializados por pais/responsáveis é de fundamental importância, haja vista que muitos desses alimentos podem mascarar a presença do alérgeno na sua composição.

No manejo da EE, é importante destacar que a dieta de eliminação precisa atender aos seguintes aspectos:

- eliminação de todos os alimentos relacionados à sintomatologia ou aqueles considerados muito alergênicos;
- a utilização de alimentos industrializados ou daqueles que não se conhece a composição, deve ser evitada;
- promoção de oferta energética e demais nutrientes, suficientes para atender as necessidades nutricionais da criança;
- reintrodução gradativa dos alimentos retirados da dieta, de acordo com a resposta clínica.

É importante destacar que na dieta de eliminação, principalmente na retirada de leite e derivados, é necessário realizar, periodicamente, avaliação da ingestão alimentar de cálcio e vitamina D, evitando, assim, possível deficiência nutricional.[25] A suplementação pode ser feita utilizando-se os diversos tipos de sais de cálcio disponíveis no mercado brasileiro, contudo, não se pode deixar de considerar o custo e o percentual de cálcio elementar contido em cada um deles. A dose de cálcio a ser suplementada deve basear-se na disponibilidade do cálcio elementar. O **Quadro 9.4** apresenta alguns exemplos de sais de cálcio mais encontrados no mercado brasileiro.[25]

Quadro 9.4 Sais de cálcio disponíveis no mercado nacional	
Sais de cálcio	**Cálcio elementar disponível (%)**
Carbonato de cálcio	40
Fosfato de cálcio tribásico	38
Cloreto de cálcio	27
Citrato de cálcio	21
Lactato de cálcio	13
Gluconato de cálcio	9

Fonte: autoria própria.

Além do cálcio e da vitamina D, o **Quadro 9.5** apresenta alguns alimentos e seus importantes nutrientes, cuja ingestão pode estar abaixo do recomendado nas dietas de eliminação realizada de forma inadequada.[26]

Quadro 9.5
Alimentos e nutrientes excluídos nas dietas de eliminação

Alimento eliminado	Nutrientes eliminados
Leite de vaca	Ca, Mg, P, I, vitaminas A, B_6, B_{12}, D e riboflavina
Ovo	Vitamina B_{12}, ácido pantotênico, folato, riboflavina, selênio e biotina
Trigo	Tiamina, riboflavina, niacina, ferro, selênio e cromo
Soja	Tiamina, riboflavina, vitamina B_6, folato, Ca, P, Fe, Mg e Zn

Fonte: Grimshaw, 2006.[26]

Essas dietas podem ser utilizadas por curto ou longo período (pelo menos 6 semanas),[17] contudo, devem ser adotadas com cautela, principalmente se um número significativo de alimentos ou grupos alimentares estão proibidos, podendo implicar na inadequação da ingestão alimentar e déficit do estado nutricional.[26] Como qualquer outro plano alimentar, a dieta de eliminação deverá atender às recomendações diárias de ingestão (DRI), segundo o sexo e a faixa etária para estabelecer necessidade energética, de vitaminas e minerais. Entretanto, nem sempre a terapia nutricional é realizada adequadamente, seja por razões econômicas ou até mesmo por desconhecimento do problema por parte dos profissionais envolvidos.[27]

Importante etapa do tratamento dietético da EE é a reintrodução dos alimentos na dieta. De acordo com Spergel e Shuker,[13] frutas não cítricas e vegetais não leguminosos não apresentam associação com EE e, portanto, são os eleitos para iniciar a reintrodução dos alimentos na dieta. Cada alimento deve ser reintroduzido após a completa resolução das manifestações clínicas e histológicas, a cada 5 ou 7 dias, começando com os alimentos do grupo A, seguidos dos grupos B, C e D, como apresentado no **Quadro 9.6**.

Ainda, podem existir momentos de transgressão da dieta, ou seja, a criança continua ingerindo o alérgeno alimentar de forma voluntária ou involuntária, apresentando sinais clínicos característicos da EE. Assim, é importante lembrar que uma história dietética bem detalhada permite identificar sintomas relacionados ao alimento e suspeitar de outros alimentos ou ingredientes que possam induzir o paciente a fazer transgressões.[28]

Terapia Nutricional na Alergia Alimentar em Pediatria

Quadro 9.6 Grupos alimentares utilizados na reintrodução alimentar no tratamento da EE			
Grupo A	**Grupo B**	**Grupo C**	**Grupo D**
• Cenoura	• Laranja	• Maçã	• Milho
• Abóbora	• Limão	• Batata-inglesa	• Trigo
• Batata-doce	• Lima	• Ervilhas	• Soja
• Vagem	• Banana	• Arroz	• Ovo
• Brócolis	• *Kiwi*	• Aveia	• Leite
• Alface	• Abacaxi	• Cevada	• Carne de vaca
• Pera	• Manga	• Centeio	
• Pêssego	• Papaia	• Carne de porco	
• Ameixa	• Abacate	• Carne de frango	
• Damasco	• Goiaba	• Carne de peru	
	• Melão	• Peixe	
	• Melancia	• Amendoim	
	• Morango	• Amêndoas	
	• Amora	• Nozes	
	• Framboesa	• Castanhas	
	• Cereja	• Avelãs	

Fonte: Spergel e Shuker, 2008.[13]

A garantia de sucesso do tratamento da EE com intervenção dietética deve ser sustentada por abordagem multidisciplinar e contar com a participação do nutricionista em conjunto com o médico e os demais profissionais envolvidos, durante todo o acompanhamento. A equipe deve realizar cuidadosa avaliação do estado nutricional. Cabe ao nutricionista realizar avaliação criteriosa e detalhada da ingestão alimentar, além de estabelecer a conduta dietética individualizada, devendo incluir informação necessária para os responsáveis da criança.[28]

Manutenção do Tratamento e Prognóstico

Quando o paciente apresenta melhora clínica após 8-12 semanas de tratamento com uma das modalidades escolhidas (drogas, dilatações ou dietas de eliminação), inicia-se o tratamento de manutenção. Essa etapa tem por objetivo manter o paciente sem sintomas, em remissão endoscópica e histológica, com a menor dose de medicação e/ou menor número de restrições alimentares possíveis.

Se o paciente não responder a modalidade de tratamento escolhida, considerar combinar mais de uma estratégia de tratamento, como corticosteroide associado a IBPs ou corticosteroide associado a dieta de eliminação. Pacientes que evoluem com remissão clínica/histológica devem continuar em tratamento a longo prazo e em avaliação periódica, pois ao longo do tempo parte dos pacientes pode apresentar recaída e/ou persistência dos sintomas e evolução para fibrose esofágica. Pacientes em remissão clínica e em uso de dieta de eliminação tendem a experimentar reaparecimento dos sintomas se voltaram a ingerir o alimento alergênico.

Referências Bibliográficas

1. Sociedade Brasileira de Pediatria. Departamento Científico de Gastroenterologia. Guia Prático de Atualização. Esofagite Eosinofílica. [Online]. 2018. [cited 2019 Mar 10]. Disponível em: https://www.sbp.com.br/fileadmin/user_upload/20035gGPA_Esofagite_Eosinofilica_final-marco.pdf.

2. Moawad FJ. Eosinophilic esophagitis: incidence and prevalence. Gastrointest Endosc Clin N Am. 2018;28:15-25. http://dx.doi.org/10.1016/j.giec.2017.07.001.

3. Furuta GT, Straumann A. Review article: the pathogenesis and management of eosinophilic oesophagitis. Aliment Pharmacol Ther. 2006;24(2):173-182. https://doi.org/10.1111/j.1365-2036.2006.02984.x.

4. Dellon, Evan S. et al. Updated International Consensus Diagnostic Criteria for Eosinophilic Esophagitis: Proceedings of the AGREE Conference. Gastroenterology, Volume 155, Issue 4, 1022-1033.e10. DOI: https://doi.org/10.1053/j.gastro.2017.07.009.

5. Santos MFO, Barros CP, Martins CHdS, et al. Translation and cultural adaptation of the Pediatric Eosinophilic Esophagitis Symptom Score (PEESS v2.0). J Ped (Rio J). 2018;94(6):642-651. https://doi.org/10.1016/j.jped.2017.09.004.

6. Hirano I, Moy N, Heckman MG, et al. Endoscopic assessment of the oesophageal features of eosinophilic oesophagitis: validation of a novel classification and grading system. Gut. 2013;62(4):489-495. http://dx.doi.org/10.1136/gutjnl-2011-301817.

7. Lucendo AJ, Molina-Infante J, Arias A, et al. Guidelines on eosinophilic esophagitis: evidence-based statements and recommendations for diagnosis and management in children and adults. United European Gastroenterol J. 2017;5(3):335-358. https://doi.org/10.1177/2050640616689525.

8. Collins MH, Martin LJ, Alexander ES, et al. Newly developed and validated eosinophilic esophagitis histology scoring system and evidence that it outperforms peak eosinophil count for disease diagnosis and monitoring. Dis Esophagus. 2017;30(3):1-8. https://doi.org/10.1111/dote.12470.

9. Ferreira CT, Vieira MC, Furuta GT, Barros FC, Chehade M. Eosinophilic esophagitis – where are we today? J Pediatr (Rio J), 2018. Disponível em: https://doi.org/10.1016/j.jped.2018.06.012.

10. Pediatric Gastroesophageal Reflux Clinical Practice Guidelines: Joint Recommendations of NASPGHAN and the ESPGHAN. J Pediatr Gastroenterol Nutr. 2018 Mar;66(3):516-554. https://doi.org/10.1097/MPG.0000000000001889.

128 Terapia Nutricional na Alergia Alimentar em Pediatria

11. Molina-Infante J, Lucendo AJ. Dietary therapy for eosinophilic esophagitis. Molina-Infante. J Allergy Clin Immunol 2018;142:41-7. https://doi.org/10.1016/j.jaci.2018.02.028.
12. Groetch M, Venter C, Skypala Isabel et al. Dietary Therapy and Nutrition Management of Eosinophilic Esophagitis: A Work Group Report of the American Academy. J Allergy Immunol Pract 2017; 5: 312-24.
13. Spergel JM, Shuker M. Nutritional management of eosinophilic esophagitis Gastrointest Endoscopy Clin N AM. 2008;18:179-94.
14. Veiga FMS, Castro APBM, Santos CJN, Dorna MB, Pastorino AC. Esofagite eosinofílica: um conceito em evolução? Arq Asma Alerg Imunol 2017; 4: 363-372.
15. Markowitz JE, Spergel JM, Ruchelli E, et al. Elemental diet is an effective treatment for eosinophilic esophagitis in children and adolescent. Am J Gastroenterol. 2003; 98:777-82.
16. Bonis Peter AL, Furuta G. Treatment of eosinophilic esophagitis. Literature review 2019. Disponível em: https: www.uptodate.com/contents/treatment-of-eosinophilic-esophagitis. Acesso em 19 de fevereiro de 2019.
17. Aceves SS. Dietary management of eosinophilic esophagitis. Literature review 2019. Disponível em: www.uptodate.com/contents/dietary-management-of-eosinophilic-esophagitis. Acesso em 19 de fevereiro de 2019.
18. Kliever KL, Cassin AM, Venter C. Dietary for eosinophilic esophagitis: elimination and reintroduction. Clin Rev Allergy Immunol 2018; 55(1): 70-87.
19. Liacouras CA, Spergel JM, Ruchelli E, et al. Eosinophilic esophagitis: a 10 year experience in 381 children. Clin Gastroenterol Hepatol. 2005; 3:1198-206.
20. Kelly KJ, Lazenby AJ, Rowe PC, et al. Eosinophilic esophagitis attributed to gastroesophageal reflux: improvement with an aminoacid based formula. Gastroenterology. 1995;109:1503-12.
21. Durban R, Dellon ES. Nutritional care of the patient with eosinophilic esophagitis. Disponível em: https://med.virginia.edu/ginutrition/wp-content/uploads/sites/199/2018/04/EoE-April-18.pdf. Acesso em 19 de fevereiro de 2019.
22. Kagalwalla AF, Sentongo TA, Ritz S, Hess T, Nelson SP, Emerick KM, Melin-Aldana H, Li BU. Effect of six-food elimination diet on clinical and histologic outcomes in eosinophilic esophagitis. Clin Gastroenterol Hepatol. 2006;4:1097-102.
23. Spergel JM, Andrews T, Brown-Whitehorn TF, et al. Treatment of eosinophilic esophagitis with specific food elimination diet directed by a combination of skin prick and patch tests. Ann Allergy Asthma Immunol. 2005;95:336-43.
24. Kagalwalla AF, Wechsler JB, Amsden Katie et al. Efficacy of a 4-food elimnation diet for children with eosinophilic esophagitis. Clin Gastroenterol Hepatol 2017; 15:1698-1707.
25. Cortez APB, Medeiros LCS, Speridião PGL, Mattar RHG, Fagundes-Neto U, Morais MB. Conhecimento de pediatras e nutricionistas sobre o tratamento da alergia ao leite de vaca no lactente. Rev Paul Pediatr. 2007;25:106-13.
26. Grimshaw KEC. Dietary management of food allergy in children. Proc Nutr Soc. 2006;65:412-7.
27. Morais MB, Speridião PGL. Alergia alimentar. In: Dan L. Waitzberg. Nutrição oral, enteral e parenteral na prática clínica. São Paulo: Editora Atheneu; 2009.
28. Hubbard S. Nutrition and food allergies: the dietitian's role. Ann Allergy Asthma Immunol. 2003;90(6 Suppl 3):115-6.

Síndrome da Enterocolite Induzida por Proteínas Alimentares: FPIES

10

Mauro Sergio Toporovski
Juliana Fernandez Santana e Meneses
Renata Rodrigues Cocco

Introdução

A síndrome da enterocolite induzida por proteínas alimentares é comumente denominada por sua sigla em inglês, FPIES (*Food protein-induced enterocolitis syndrome*). Caracteriza-se por manifestações graves e potencialmente fatais, apesar da ausência de imunoglobulinas E (IgE) no mecanismo fisiopatológico.

Sua prevalência e incidência parecem crescer nos últimos anos[1] e suas manifestações clínicas obedecem heterogêneos fenótipos. Apesar da tolerância oral acontecer até os 5 anos de idade na maioria dos casos, o impacto que a doença traz ao paciente e sua família é bastante relevante até que isso ocorra.

Leite e soja respondem pela grande maioria dos casos de FPIES, mas alimentos até então considerados como hipoalergênicos, como arroz, aveia e alguns grãos, apresentam implicação especial. Em crianças maiores, adolescentes e adultos, outros alimentos como peixe, frutos do mar e ovos estão descritos como desencadeantes.[2,3]

Dependendo do tempo de início dos sintomas após a ingestão do alimento, quadro clínico e repercussão nutricional, as FPIES são classificadas em agudas e crônicas.

A forma aguda de apresentação é caracterizada pela ocorrência de vômitos incoercíveis, uma a quatro horas após a ingestão da proteína alimentar implicada. É frequente a presença de sintomas associados como letargia, palidez e/ou hipotonia muscular. Um subgrupo de lactentes apresenta diarreia profusa entre 5 e 10 horas. Dependendo da magnitude desses sintomas, há risco de desidratação grave, hipotensão e choque hipovolêmico. Hipotermia, meta-hemo-

130 Terapia Nutricional na Alergia Alimentar em Pediatria

globinemia e acidose metabólica podem estar presentes, simulando quadros de septicemia. A exclusão do alimento implicado leva a regressão dos sintomas em 24 horas. Considera-se FPIES de início precoce quando incide em lactentes menores de 9 meses de idade e tardio acima de 9 meses.[4]

A FPIES crônica é frequentemente observada em lactentes menores de 4 meses de vida, alimentados com fórmulas à base de proteína do leite de vaca ou soja. Os sintomas incluem vômitos crônicos ou intermitentes, diarreia, baixo ganho ponderal e déficit de crescimento. A recorrência desses episódios caracteriza o FPIES crônico. Observa-se remissão do quadro sintomatológico após a exclusão da proteína ofensiva da dieta alimentar e recorrência nas reexposições.[4]

O fenótipo clínico de apresentação é variável de acordo com idade de início, país de origem, frequência de exposição ao alérgeno e presença concomitante de alergia do tipo IgE mediada. Em lactentes menores de 2 meses de idade, os sintomas envolvem frequentemente a presença de vômitos associados a diarreia, sangue nas fezes e desaceleração do crescimento. Entre 4 meses e 2 anos, é mais comum ocorrência de vômitos e, menos frequentemente, observa-se diarreia.[2]

Diagnóstico

Não existem testes laboratoriais específicos para o diagnóstico de FPIES até o momento. O diagnóstico é baseado na história clínica compatível com sinais e sintomas típicos e sua resolução após a exclusão dos alimentos responsáveis pelos sintomas.

A anamnese bem dirigida é fundamental para se pensar na possibilidade de FPIES, correlacionando a ingestão de um alimento suspeito e o tempo de aparição dos sintomas. Em lactentes, a ocorrência de vômitos em tempo precoce após ingestão do alimento suspeito pode mimetizar reações de alergia alimentar do tipo IgE mediada. No entanto, sintomas cutâneos (urticária, angioedema) estão ausentes e os pacientes não apresentam melhora após a administração de anti-histamínicos ou adrenalina intramuscular.

Em muitas situações, especialmente no FPIES crônico, há dúvidas quanto ao tipo de alimento envolvido ou participação de outros alérgenos, o que torna necessário programar os testes de provocação oral (TPO) supervisionados. Os sintomas, em geral, regridem após dois dias da exclusão do alimento suspeito. Nas apresentações

Síndrome da Enterocolite Induzida por Proteínas Alimentares: FPIES **131**

com comprometimento do estado nutricional, vômitos e diarreia de grande magnitude, indica-se realização de exame endoscópico e biópsias do trato digestivo para caracterizar a real natureza do processo inflamatório, diferenciando de gastroenteropatias eosinofílicas, doença celíaca, doença inflamatória intestinal e outros processos disabsortivos gastroenterológicos.[5]

Apesar da inespecificidade dos exames laboratoriais, nos casos de FPIES agudo pode-se observar um aumento de mais de 1.500 leucócitos/mL em relação aos valores basais após 6 horas da ingestão do alimento. Trombocitose ocorre em 65% dos casos e, nas apresentações mais graves, podem ser observadas meta-hemoglobinemia e acidose metabólica. Kimura et al. constataram elevação da PCR (proteína C reativa) após o teste de provocação oral ou na fase aguda da FPIES, relacionando a gravidade do quadro clínico com altos valores de PCR.[6] Níveis séricos elevados de desidrogenase lática (DHL) e transglutaminases (TGO) foram observados fora da fase aguda de manifestação de FPIES, sugerindo a ocorrência de alguma inflamação intestinal pré-existente. Diarreia concomitante ou detecção de sangue, leucócitos e substâncias redutoras nas fezes são sinais de acometimento do trato digestório e podem estar presentes nas fases de agudização.

Nos casos de FPIES crônico, a ocorrência eventual de sangue nas fezes são as causas determinantes de anemia carencial. A inflamação intestinal crônica pode ser acompanhada de perda proteica fecal e hipoalbuminemia. Neutrofilia e eosinofilia podem estar presentes no leucograma. Marcadores fecais de má absorção intestinal podem auxiliar no diagnóstico, porém são inespecíficos. Os resultados de coprocultura e parasitológico de fezes são negativos nesses casos.[4]

A maior parte dos pacientes com FPIES apresenta resultados negativos nos testes para mensuração de IgE específica (*in vivo* e *in vitro*). A ocorrência de sensibilização por IgE foi observada em 8% a 25% de pacientes nos EUA e Austrália. Em um estudo japonês, os autores constataram níveis elevados de IgE para frações do leite de vaca em 47% dos pacientes. A alergia concomitante IgE mediada tem sido um fator encontrado nos casos refratários ou naqueles de curso recidivante e prolongado. A investigação deve ser direcionada para pacientes atópicos ou com histórico de alergia alimentar pregresso. A combinação dos dois mecanismos alérgicos envolvidos aponta para curso mais prolongado de FPIES e persistência da doença, além dos primeiros anos de idade.[7] Parte dos pacientes com FPIES pode migrar para alergia do tipo IgE mediada com o transcorrer do tempo. Não há indicação para realização do teste cutâneo de contato de leitura tardia ("patch" teste) para detecção dos alimentos envolvidos, devido especialmente à falta de padronização, baixa reprodutibilidade e baixos índices de sensibilidade e especificidade.[5]

Nowak-Wegrzyn et al. propuseram recentemente, em um Consenso Internacional,[4] alguns critérios para o diagnóstico de FPIES. A **Tabela 10.1** descreve critérios maiores e menores e a presença da doença é estabelecida na vigência de um critério maior e ao menos três critérios menores para detecção da forma aguda.

Tabela 10.1
Critérios clínicos para o diagnóstico de FPIES

FPIES agudo	
Critério maior	Critérios menores
• vômitos em 1-4 horas após ingestão do alimento suspeito e ausência de sintomas cutâneos ou respiratórios	• 2 ou mais episódios de vômitos repetitivos após ingestão de alimento suspeito.
	• vômitos repetitivos 1-4 horas após ingestão de alimento diferente.
	• extrema letargia
	• palidez marcante
	• necessidade de atendimento em centro de emergência
	• necessidade de hidratação endovenosa
	• diarreia no prazo de 24 horas (em geral, de 1-5 horas)
	• hipotensão
	• hipotermia
FPIES crônico	
Forma leve	Forma grave
• pequenas doses do alimento implicado ocasionam vômitos, com ou sem diarreia associada à repercussão nutricional	• ingestão do alimento envolvido de forma contínua (ex.: fórmulas infantis), ocasionando vômitos progressivos e repetitivos, com ou sem diarreia associada, por vezes com desidratação e acidose metabólica

Adaptado de Nowak-Wegrzyn, 2017[4]

No FPIES agudo, a resolução é rápida, em geral algumas horas após a exclusão do alimento envolvido. Essa característica difere do curso de uma gastroenterite de origem infecciosa, que tende a se prolongar por alguns dias. Septicemia e síndromes metabólicas também são frequentemente confundidas com FPIES agudo, de acordo com a magnitude dos sintomas. Em casos indefinidos, testes de provocação oral (TPO) passam a ser necessários para confirmação diagnóstica. No entanto, a recorrência do quadro após novas exposições indica o diagnóstico, de tal modo que, nessas circunstâncias, os riscos de submeter o paciente aos testes de provocação superam os benefícios.[8]

Nos casos de FPIES crônico, o diagnóstico deve ser considerado na vigência de vômitos repetitivos e diarreia, em especial nos lactentes que estão recebendo regularmente fórmulas à base de leite de vaca ou soja. Tais pacientes frequentemente apresentam importante repercussão nutricional, com baixo ganho ponderal e déficit de crescimento. Nas reagudizações mais graves, são comuns as ocorrências de desidratação e acidose metabólica.[2]

Teste de Provocação Oral

O teste de provocação oral (TPO) é considerado padrão ouro para efetivação do diagnóstico, especialmente nos casos em que ocorre dúvidas em relação ao alimento implicado, tempo mal definido ou atípico de aparecimento dos sintomas e/ou persistência após exclusão alimentar.

O protocolo do TPO não é específico para FPIES, porém tem sido proposto algumas normas para sua realização em unidades de emergência, uma vez que reações como hipotensão e choque hipovolêmico podem ocorrer em 15% dos casos. Estima-se necessidade de reposição de fluidos por via endovenosa, uso de corticosteroides ou ambos, em 45 a 95% dos TPO com suspeição de FPIES.[9]

Alguns protocolos de TPO para FPIES administram uma dose plena do alimento e monitoram pelo prazo de 4-6 horas. A quantidade utilizada varia de 0,06 a 0,6 g/kg da proteína alimentar (máximo 4 gramas de proteína, 10 gramas do alimento sólido ou 100 mL de líquido), divididos em 2 ou 3 tomadas no prazo de 30-60 minutos. A dose total e o intervalo de administração podem ser flexíveis, dependendo da idade do paciente e histórico das reações. Recomenda-se monitorar por pelo menos 4 horas, mesmo quando não houver reação inicial durante o teste.

Nas reações leves, com vômitos esparsos e não volumosos, o manuseio inicial consiste na hidratação por via oral. Nos casos moderados ou graves, a reidratação deve ser imediata e por via endovenosa (10-20 mL/kg de solução salina), podendo ser repetida a fase de expansão até o restabelecimento do estado de hidratação e recuperação dos parâmetros hemodinâmicos. Alguns protocolos associam dextrose à solução salina em situações emergenciais. Embora, sem um suporte científico mais robusto, alguns centros preconizam introdução de corticosteroides, especialmente metilprednisolona EV na dose de 1 mg/kg (doses máximas de 60-80 mg/kg), para controle do processo inflamatório.

Drogas vasopressoras podem ser utilizadas para reversão de choque hipovolêmico ou instabilidade hemodinâmica. Dependo da necessidade, há indicações de suporte ventilatório, oxigênio, correção da acidose metabólica e emprego de azul de metileno para meta-hemoglobinemia. O ondansentron, um agonista do receptor de serotonina 5HT-3, tem sido frequentemente empregado por via endovenosa ou intramuscular como adjuvante no tratamento dos vômitos.[10]

A Tabela 10.2 apresenta o manejo terapêutico das reações de FPIES.

Manejo Nutricional

O manuseio dietético consiste fundamentalmente na exclusão do alimento envolvido, monitorização das reações em casos de ingestão acidental ou aparecimento de novo alimento implicado. A monitorização deve ser contínua até o momento do desenvolvimento de tolerância e requer orientação de profissional da área de nutrição no sentido de observar a adequação das dietas de restrição.

Deve-se recomendar fortemente a manutenção do aleitamento materno, sem a necessidade de excluir da nutriz os alimentos gatilhos quando o lactente estiver se desenvolvendo bem e livre de sintomas. Entretanto, se houver percepção de reações ou comprometimento do estado nutricional, deve ser indicada a exclusão específica.

No caso de aleitamento misto ou impossibilidade do leite materno, lactentes com FPIES induzida por leite de vaca e soja devem receber fórmula hipoalergênica.[4] As fórmulas à base de proteínas extensamente hidrolisadas são bem toleradas na maioria dos casos. Aproximadamente 10-20% dos lactentes necessitarão de fórmula à base de aminoácido.[11]

Tabela 10.2		
Tratamento medicamentoso do FPIES agudo		
Sintomas leves	**Sintomas moderados**	**Sintomas graves**
1-2 episódios de vômitos sem letargia	> de 3 episódios de vômitos e letargia discreta	>de 3 episódios de vômitos com letargia acentuada, palidez ou cianose
• Hidratação oral – leite materno ou líquidos, livremente • > 6 meses: ondansentron IM 0,15 mg/kg/dose • monitorar por 4-6 horas	• 1-> 6 meses: ondansentron 0,15 mg/kg/dose • via endovenosa para expansão com solução salina 20 mL/kg • transferir para unidade de emergência se hipotensão, choque, letargia extrema ou alterações respiratórias • monitorar sinais vitais • monitorar ao menos por 4-6 horas • dispensar para domicílio após tolerar líquidos sem vomitar	• acesso venoso e expansão com solução salina 20 mL/kg, repetindo se necessário • > de 6 meses: ondansentron 0,15 mg/kg EV • se acesso venoso difícil, ministração imediata de ondansentron 0,15 mg/kg via IM • considerar metilprednisolona EV 1 mg/kg, máximo 60-80 mg/dose • correção de acidose e distúrbios hidroeletrolíticos • correção de meta-hemoglobulinemia, se presente • monitorar os sinais vitais • dispensar da emergência quando paciente estiver assintomático e for capaz de ingerir líquidos sem ocorrência de vômitos • transferir para terapia intensiva quando ocorrer quadro persiste ou hipotensão, choque, letargia extrema ou desconforto respiratório

Adaptado de Nowak-Wegrzin et al[4]

136 Terapia Nutricional na Alergia Alimentar em Pediatria

Os lactentes que apresentam FPIES por leite de vaca apresentam maior propensão a desenvolverem o processo por ingestão de alimentos sólidos, mais comumente arroz e aveia. Frutas e vegetais folhosos devem ser introduzidos após 6 meses de idade e, posteriormente, carne vermelha e cereais. Em geral, se a aceitação inicial dessa variedade de produtos é satisfatória, as novas introduções dos demais grupos alimentares se desenvolvem sem problemas adversos.

Os familiares demonstram insegurança na introdução quando já presenciaram previamente reações mais graves de FPIES. Muitas vezes esses lactentes permanecem com dietas muito restritivas e sem diversificação. Indica-se para esses casos realizar testes de provocação oral para elaboração de uma dieta inicial de alimentos seguros para serem introduzidos. Quando a tolerância é boa para um determinado alimento, é geralmente satisfatória para os alimentos do mesmo grupo alimentar.

As crianças com alergia alimentar apresentam risco de carência nutricional em energia, proteína, vitamina A, vitamina D, cálcio, ferro e zinco.[12] Dietas muito restritivas acabam por expor os lactentes a riscos nutricionais. O auxílio de um profissional nutricionista pode ser útil na elaboração de um cardápio diversificado, equilibrado e completo do ponto de vista dos requerimentos. Geralmente, recomenda-se a ingestão por 4 dias seguidos para cada novo alimento inserido na dieta, tempo esse considerado adequado para monitorar a ocorrência de alguma reação adversa.

A apresentação de alimentos ofertados com texturas diversificadas deve ser incentivada no sentido de se prevenir a aversão e retardo na aceitação dos distintos grupos alimentares. Pacientes bem controlados e assintomáticos demonstram parâmetros nutricionais adequados, diferindo dos casos de FPIES com envolvimento de múltiplos alimentos e dificuldades alimentares associadas.

Tolerância Oral

O desenvolvimento de tolerância é muito variável de acordo com o tipo de população estudada, nacionalidade e tipos de alimentos envolvidos. Em geral, a tolerância ao leite de vaca e soja tende a ser mais precoce do que o observado quanto aos grãos e alimentos sólidos.

Na população norte-americana, quando considerado o leite de vaca, a média de ocorrência de tolerância se dá aos 5,1 anos de idade, enquanto no Reino Unido, 25% dos pacientes permanecem intolerantes aos 8 anos.[13] Com relação aos outros alimentos, constata-se tolerância aos grãos ao redor dos 3 anos de idade, aveia aos 4 anos e arroz aos 4,7 anos.[2] Aqueles que no transcorrer da infância apresentam testes positivos para alergia ao leite de vaca IgE mediada, desenvolvem tolerância bem mais tardia, em média aos 13,8 anos.

O paciente com FPIES deve ser avaliado regularmente durante a infância e testado quanto ao desenvolvimento de tolerância. Recomenda-se, na prática, realização de testes entre 12 e 18 meses de intervalo, desde a última reação positiva observada. Os esquemas de reintrodução alimentar a serem executados devem ser planejados pela equipe de saúde que acompanha os pacientes e desencorajada a serem realizados no domicílio sem supervisão médica, devido ao risco de ocorrência de reações graves.

Referências Bibliográficas

1. Nowak-Węgrzyn A, Jarocka-Cyrta E, Moschione Castro A. Food Protein-Induced Enterocolitis Syndrome. J Investig Allergol Clin Immunol. 2017;27(1):1-18).
2. Caubet JC, Ford LS, Sickles L, Järvinen KM, Sicherer SH, Sampson HA, et al. Clinical features and resolution of food protein-induced enterocolitis syndrome: 10-year experience. J Allergy Clin Immunol. 2014;134(2):382-9.
3. Katz Y, Goldberg MR, Rajuan N, Cohen A, Leshno M. The prevalence and natural course of food protein-induced enterocolitis syndrome to cow's milk: a large-scale, prospective population-based study. J Allergy Clin Immunol. 2011;127(3):647-53. e641-3.
4. Nowak-Wegrzyn A, Chehade M, Groetch ME, Spergel JM, Wood RA, Allen K, et al. International consensus guidelines for the diagnosis and management of food protein-induced enterocolitis syndrome: executive summary-workgroup report of the adverse reactions to foods committee, American Academy of Allergy,Asthma & Immunology. J Allergy Clin Immunol. 2017;139(4):1111-26. e1114.
5. Leonard SA, Pecora V, Fiocchi AG, Nowak-Wegrzyn A. Food protein-induced enterocolitis syndrome: a review of the guidelines. World Allergy Organization Journal 2018;11:4.
6. Kimura M, Ito Y, Tokunaga F, Meguro T, Shimomura M, Morishita H, et al. Increased C-reactive protein and fever in Japanese infants with food protein-induced enterocolitis syndrome. Pediatr Int. 2016;58(9):826-30.
7. Banzato C, Piacentini GL, Comberiati P, Mazzei F, Boner AL, Peroni DG. Unusual shift from IgE-mediated milk allergy to food protein-induced enterocolitis syndrome. Eur Ann Allergy Clin Immunol. 2013;45(6):209-11.
8. Jayasooriya S, Fox AT, Murch SH. Do not laparotomize food-protein-induced enterocolitis syndrome. Pediatr Emerg Care2007;23:173-5.
9. Nowak-Wegrzin A, Assa'ad AH, Bahna SL, Bock SA, Sicherer SH, Teuber SS. Group report: oral food challenge testing. J Allergy Clin Immunol 2009;123(suppl):S365-83.
10. Miceli Sopo S, Battista A, Greco M, Monaco S. Ondansetron for food protein-induced enterocolitis syndrome. Int Arch Allergy Immunol. 2014;164(2):137-9.

138 Terapia Nutricional na Alergia Alimentar em Pediatria

11. Leonard SA, Nowak-Wegrzyn A. Food protein-induced enterocolitis syndrome: an update on natural history and review of management. Ann Allergy Asthma Immunol 2011;107:95-101.
12. Christie L, Hine RJ, Parker JG, Burks W. Food allergies in children affect nutriente intake and growth. J Am Diet Assoc 2002;102:1648-51.
13. Meyer R, Fleming C, Dominguez-Ortega G, Lindley K, Michaelis L, Thapar N, et al. Manifestations of food protein induced gastrointestinal allergies presenting to a single tertiary paediatric gastroenterology unit.World Allergy Org J 2013;6:13.

Interpretação da Reatividade Cruzada entre os Alimentos

11

Lucila Camargo Lopes de Oliveira
Renata Rodrigues Cocco

Introdução

A reatividade cruzada entre alérgenos ocorre quando anticorpos IgE originalmente dirigidos a um alérgeno reconhecem e se ligam a uma proteína similar de outra fonte. Para que isto ocorra, há necessidade que haja semelhanças entre as estruturas primárias e terciárias dos alérgenos, com homologia de pelo menos 70% entre elas.[1]

Certos alérgenos proteicos são capazes de sensibilizar e desencadear reações por meio da via oral (tipo 1 de alergia), enquanto outros alérgenos caracterizados por proteínas lábeis, provocam reações através da sensibilização a proteínas homólogas pela via respiratória. Um exemplo característico desse último tipo de alérgenos é a sensibilização ao pólen de bétula, com reatividade cruzada com maçã.[1]

As proteínas semelhantes e capazes de promover reação cruzada são didaticamente organizadas em famílias. São consideradas pan-alérgenos quando presentes em muitas fontes distintas.[1,2]

É preciso salientar que a positividade nos testes alérgicos de mensuração de IgE específica, quer seja na dosagem sérica (*in vitro*) ou no teste cutâneo de leitura imediata (*prick* teste – *in vivo*), não configura necessariamente alergia. Para definirmos esse diagnóstico, faz-se necessária a presença de sintomatologia por ocasião do contato e/ou ingestão do alérgeno em questão. Assim sendo, também nos casos de reatividade cruzada, é preciso distinguir sensibilização de alergenicidade cruzada.[1,2]

Nas últimas décadas, o estudo da alergologia molecular veio contribuir muito para a identificação das frações proteicas (também denominadas por componentes proteicos) envolvidos na reatividade cruzada. Na prática clínica, é possível solicitar IgE sérica específica para diversos componentes alergênicos, facilitando o estudo das doenças alérgicas. Dessa forma, é possível identificar a possibilidade de ser uma sensibilização primária ou sensibilização cruzada. Quanto maior o número de componentes proteicos sensibilizados e, principalmente, quando esses forem componentes espécie-específicos, maior a chance de se tratar de uma "alergia genuína".[1]

Na investigação da sensibilização alérgica, é importante avaliar o alérgeno completo, além de suas frações proteicas, uma vez que nem todas as moléculas alergênicas estão disponíveis nos testes laboratoriais. Os componentes podem ser solicitados isoladamente por meio de exames de fluorescência enzimática ou por um sistema *multiplex*, que contempla a análise simultânea de 112 componentes pré-estabelecidos.

Este capítulo tem como objetivo discorrer sobre a reatividade cruzada de alguns dos principais alimentos desencadeantes de reações alérgicas.

Leite de vaca

Consiste no principal alérgeno alimentar na infância.[3] Suas proteínas apresentam intensa semelhança com os leites de outros mamíferos, o que contraindica a substituição do leite de vaca pelo de cabra, búfala ou ovelha em pacientes alérgicos.[4]

As principais frações proteicas do leite são divididas nas frações encontradas no coalho (caseínas) e no soro do leite (beta-lactoglobulina, alfa-lactoalbumina, albumina sérica bovina, entre outras menos relevantes). Pacientes com maior ligação da IgE à caseína geralmente apresentam reações mais graves e persistentes, enquanto as proteínas do soro estão mais relacionadas com um menor tempo de aquisição da tolerância oral. A albumina sérica bovina é uma proteína comum entre o leite de vaca e a carne bovina, mas a positividade laboratorial raramente apresenta relevância clínica.[5]

Ovo

Considerado o segundo alimento mais relacionado com alergias na infância, o ovo compreende quatro proteínas principais, encontradas essencialmente na clara: ovomucoide, ovoalbumina, ovotransferrina e lisozima. Dentre elas, a ovoalbumina é a fração mais relacionada com reações graves e persistentes ao ovo.

A alfa-livetina, proteína menos relevante e detectada na gema do ovo, apresenta característica distinta das anteriores e está envolvida em reações cruzadas entre o ovo e carne de galinha (Síndrome ovo-ave). A sensibilização geralmente ocorre pela inalação de alérgenos dos pássaros e culmina em reações alérgicas após ingestão do ovo.[6]

A reatividade cruzada do ovo de galinha e os de outras aves pode ocorrer pela homogeneidade de suas proteínas.

Peixe

A parvalbumina é a molécula responsável pela reatividade cruzada entre peixes de diferentes espécies. É bastante resistente ao calor, mantendo sua alergenicidade mesmo quando submetida a altas temperaturas.[7]

Crustáceos

A tropomisona é o alérgeno mais expressivo nos frutos do mar e o maior responsável pela reatividade entre os crustáceos e alguns aeroalérgenos (ácaros, baratas), onde a tropomiosona também está presente. Caracteriza-se pela resistência às altas temperaturas e enzimas digestivas. A sensibilização pode ocorrer por via oral (crustáceos), inalatória (ácaros e baratas) e por parasitoses (*Anisakis, Ascaris lumbricoides*).[8]

Outras proteínas de menos relevância na reatividade cruzada foram descritas, mais específicas do camarão (arginina quinase, cadeia leve de miosina, proteína ligadora do cálcio sarcoplasmático).

Reação cruzada entre crustáceos (camarão, lagosta, caranguejo, siri) e moluscos (lula, polvo, mariscos, vieiras) é incomum.

Carnes vermelhas

Carne bovina e leite de vaca

Apesar de a albumina sérica bovina ser um alérgeno secundário do leite, é a proteína responsável pela reatividade cruzada entre o leite de vaca e a carne bovina. A chance de reação é pouco provável, uma vez que a albumina sérica é facilmente desnaturada pelos processos de cozimento da carne.[9]

Síndrome gato-porco

A síndrome gato-porco caracteriza-se por uma sensibilização via inalatória por epitélio de gato determinando sintomas alérgicos por ocasião da ingestão de carne suína. O componente marcador dessa reatividade cruzada é albumina sérica. Além da fonte total (gato e porco), albuminas séricas de porco e/ou gato são positivas.[10]

Alergia tardia a carnes vermelhas

Glicoproteínas encontradas em algumas espécies de mamíferos não primatas apresentam, em sua composição, o oligossacarídeo galactose-alfa-1,3-galactose, conhecido como α-Gal. Esse carboidrato é responsável por anafilaxias tardias após a ingestão de carnes vermelhas e o paciente é geralmente sensibilizado por picadas de carrapato ou após tratamento com o quimioterápico cetuximab.[11]

As manifestações alérgicas acontecem cerca de 3 a 5 horas após a alimentação. Prurido isolado, urticária, sintomas gastrointestinais e anafilaxia fazem parte do escopo clínico da alergia ao α-Gal.

Frutas e vegetais

Cerca de 30% a 50% dos indivíduos alérgicos ao látex apresentam reações orais após a ingestão de frutas ou vegetais crus. A essa associação, deu-se o nome de síndrome látex-frutas e ocorre pelo reconhecimento imunológico de epítopos compartilhados pelos alimentos e pelo látex.

As principais proteínas responsáveis pela reação cruzada são da classe das profilinas. Devido à sua instabilidade térmica, o processamento das frutas e vegetais podem alterar sua estrutura e reduzir ou anular sua alergenicidade.[12]

Sementes

As características da reatividade cruzada entre amendoim, castanhas e outras sementes estão referidas no capítulo específico.

Panalérgenos

Caracterizam-se por moléculas originárias de organismos não relacionados que funcionalmente compartilham sequências altamente conservadas e estruturas tridimensionais semelhantes e, portanto, podem satisfazer os requisitos para o reconhecimento cruzado de IgE. Os panalergenos conhecidos atualmente compreendem algumas famílias de proteínas, incluindo profilinas, polcalcinas e proteínas transportadoras de lipídeos (LTP).[13]

Proteínas de estocagem (Prolaminas)

As prolaminas são as principais proteínas de estocagem da maioria das sementes e, como tal, são uma importante fonte nutricional. Estão presentes nas sementes em desenvolvimento e são utilizadas pela planta como fonte de nutrientes (aminoácidos e esqueletos de carbono) durante a germinação e crescimento.

Do ponto de vista de alergenicidade, conferem caráter grave e sistêmico e geralmente são específicas, com menor chance de reatividade cruzada intra e entre espécies.[13]

Profilinas

Profilinas representam uma família de pequenas moléculas (12 a 15 kDa), entre membros de organismos distantes (ex.: sementes, alimentos derivados de plantas, pólens e látex). Por se tratar de proteína altamente instável ao calor, sua estrutura proteica é mutável após processos de cozimento, reduzindo substancialmente sua alergenicidade.

As reações clínicas secundárias à sensibilização às profilinas são geralmente de caráter leve ou limitadas à cavidade oral.[13]

Proteínas transportadoras de lipídeos (LTP)

Pertencem a uma parte da superfamília de prolaminas, com maior chance de reatividade cruzada e potencial para induzir sintomas graves. Sua termoestabilidade impede sua proteólise e se mantém intacta após processos de cozimento e ao ambiente agressivo do trato gastrointestinal. Localizam-se preferencialmente nas cascas das frutas, o que minimiza a chance de reações em frutas descascadas.[13]

A sensibilização aos LTPs é caracterizada por diferenças geográficas e, presumivelmente, várias vias de sensibilização estão associadas a sintomas graves de alergia alimentar.

Referências Bibliográficas

1. Canônica GW, Ansotegui IJ, Pawankar R, Schmid-Grendelmeier P, van Hage M, Baena-Cagnani CE, et al. A WAO- ARIA-GA2LEN consensus documento n molecular-based allergy disgnostics. World Allergy Organ J 2013;6:17.

144 Terapia Nutricional na Alergia Alimentar em Pediatria

2. Matricardi PM, Kleine-Tebbe J, Hoffmann HJ, Valenta R, Hilger C, Hofmaier S, et al. EAACI Molecular Allergology User's Guide. Pediatr Allergy Immunol 2016;27 (suppl 23):1-250.
3. Sicherer SH, Sampson HA. Food allergy: Epidemiology, pathogenesis, diagnosis, and treatment. J Allergy Clin Immunol. 2014;133(2):291-307.
4. Restani P, Gaiaschi A, Plebani A, Beretta B, Cavagni G, Fiocchi A, et al. Cross reactivity between milk proteins from different animal species. Clin Exp Allergy 1999;29:997-1004.
5. Kattan JD, Cocco RR, Järvinen KM. Milk and soy allergy. Pediatr Clin North Am. 2011;58(2):407-26.
6. Caubet JC, Wang J. Current understanding of egg allergy. Pediatr Clin North Am. 2011;58(2):427-43.
7. Sharp MF, Lopata AL. Fish allergy: in review. Clin Rev Allergy Immunol. 2014;46(3):258-71.
8. Faber MA, Pascal M, El Kharbouchi O, Sabato V, Hagendorens MM, Decuyper II et al. Shellfish allergens: tropomyosin and beyond. Allergy. 2017;72(6):842-848.
9. Vicente-Serrano J, Caballero ML, Rodríguez-Pérez R, Carretero P, Pérez R, Blanco JG, Juste S, Moneo I. Sensitization to serum albumins in children allergic to cow's milk and epithelia. Pediatr Allergy Immunol. 2007;18(6):503-7.
10. Alvarez-Perea A, Caralli ME, Zubeldia JM, Baeza ML. Pork-cat syndrome as a cause of occupational asthma. J Investig Allergol Clin Immunol. 2014;24(3):209-11.
11. Steinke JW, Platts-Mills TAE, Commins SP. Tha alpha-gal story: Lessons learned from connecting the dots. J Allergy Clin Immunol 215;135:589-96.
12. Wagner S, Breiteneder H. The latex-fruit syndrome. Biochem Soc Trans. 2002;30(Pt 6):935-40.
13. Hauser M, Roulias A, Ferreira F, Egger M. Panallergens and their impact on the allergic patient. Allergy Asthma Clin Immunol. 2010;6(1):1.

Prevenção das Alergias Alimentares

12

Roseli Oselka Saccardo Sarni
Renata Rodrigues Cocco
Júlia Rosental de Souza Cruz

Introdução

Um estudo epidemiológico conduzido pelo Centro de Controle e Prevenção de Doenças norte-americano (CDC) confirmou, em 2013, o factual aumento nas alergias alimentares. Comparados os períodos de 1997-1999 a 2009-2011, a prevalência das alergias a algum tipo de alimento saltou de 3,4% para 5,1% entre as crianças de 0 a 17 anos nos Estados Unidos.[1] Como parâmetro em países de diferente localização geográfica e perfil econômico, na China as ocorrências passaram de 3,5% para 7,7% no mesmo período. No Brasil, apesar da falta de estudos sobre prevalência, a procura por consultórios de especialistas é progressivamente crescente e o número de reações anafiláticas por alimentos acompanha as estatísticas.

Paralelamente à crescente prevalência, os fenótipos das alergias alimentares acompanham modificações de sintomas clínicos, gravidade e adiamento da tolerância oral. Associados ainda estão os custos com assistência, internações e fórmulas especiais hidrolisadas. Estratégias de prevenção do desenvolvimento das alergias são, portanto, focos de investigação de inúmeras linhas de pesquisa.

A tentativa de se instituir intervenções que minimizem o aparecimento de alergia por alimentos esbarra em fatores genéticos, ambientais, hábitos alimentares e fatores limitantes dos estudos, como o tempo de duração, número amostral e heterogeneidade da população. Por tais motivos, vários trabalhos apresentam resultado contraditório, ainda que se tratando do mesmo objeto de estudo.

Grupos de Risco

Em teoria, o foco da prevenção primária seria em grupos considerados de alto risco para o desenvolvimento de alergias. Os resultados sobre as características dessa população de maior risco, no entanto, são conflitantes ou inconclusivos. A epigenética, conjunção de fatores genéticos e ambientais, apresenta papel muito relevante na alergia alimentar e as inúmeras variáveis são cientificamente complicadas de se isolar.

Admite-se, no entanto, que a maioria dos pacientes são do sexo masculino, de etnia asiática ou afrodescendente, possuem histórico familiar de alergias e, geralmente, apresentam outra doença atópica associada, especialmente a dermatite atópica.[2] Dentre os demais possíveis influenciadores ou sensibilizadores estão a idade da criança no momento da exposição aos alimentos potencialmente alergênicos e obesidade materna.[2]

Uma vez que existe a dificuldade em se compreender grupos que se beneficiariam da prevenção, recomenda-se que as estratégias sejam direcionadas à população geral. Os aspectos abordados consistem em orientações nutricionais benéficas e saudáveis, úteis para indivíduos com maior ou menor predisposição às alergias.

Considerações sobre as Estratégias de Prevenção da Alergia Alimentar

Dietas na gestante

A influência que a dieta pré-natal pode trazer no desenvolvimento de doenças alérgicas e metabólicas na crianças é alvo constante de estudos. Evidências científicas apontam que a nutrição os primeiros 1.000 dias de vida, desde a concepção, são diretamente relacionadas à saúde na infância, com possibilidade de se estender pela vida adulta.[3]

No que se refere à prevenção de alergias alimentares, não existe qualquer benefício em se excluir alimentos na gestante ou da nutriz. Uma das poucas recomendações consistentes na possível proteção de alergias seria o estímulo a uma dieta rica em frutas e vegetais, peixes e alimentos ricos em vitamina D e pobre em alimentos ricos em ômega-6 (óleos vegetais, margarinas, *fast foods*).[4] A obesidade materna durante a gestação é motivo de atenção para o profissional de saúde. A obesidade é um estado pró-inflamatório crônico, em que as citocinas produzidas são capazes de atravessar a barreira placentária e afetar o desenvolvimento do sistema imunológico no período pré-natal e pós-natal.[5]

Duração do aleitamento materno

Os desenhos de estudos com aleitamento materno apresentam inúmeras dificuldades técnicas devido à impossibilidade de randomização. Em um recente estudo clínico de 6,5 anos de acompanhamento, Flohr et al. concluíam que não há diferença na prevalência de dermatite atópica, asma ou outras doenças alérgicas entre os lactentes que receberam aleitamento materno exclusivo por 4 a 6 meses quando comparados ao grupo que recebeu por 6 meses ou mais.[6]

No Brasil, a recomendação continua seguindo as diretrizes da Organização Mundial de Saúde, que preconiza aleitamento materno exclusivo até os 6 meses de vida e complementado com alimentação sólida até 2 anos ou mais, uma vez que os benefícios do leite materno se estendem muito além da prevenção das alergias alimentares.

Fórmulas complementares

Na impossibilidade do aleitamento materno exclusivo ou frente à necessidade de complementação, não existem evidências conclusivas sobre o papel preventivo de fórmulas infantis de proteínas parcial ou extensamente hidrolisadas.[7]

Introdução de alimentos sólidos

Não existem benefícios em se retardar a introdução dos alimentos sólidos como forma de prevenir reações alérgicas, incluindo os de maior potencial alergênico, como ovo, peixe e castanhas. Ao contrário, a demora na exposição pode facilitar o processo de sensibilização ao invés de estimular a tolerância oral.

Uma robusta coorte britânica (LEAP, do inglês *Learning about Peanut Allergy*)[8] avaliou os efeitos da introdução do amendoim em diferentes momentos da vida da criança e comparou os grupos quanto ao desenvolvimento de alergia a amendoim. Os autores concluíram que a introdução precoce do alimento (4-6 meses de vida) em pacientes de alto risco (p. ex., alergia a ovo ou dermatite atópica) funcionou como proteção do desenvolvimento de alergia a amendoim. Não se pode extrapolar, no entanto, que os mesmos benefícios sejam encontrados com outros alimentos, uma vez que a configuração proteica é específica e variável.

Probióticos

Não existem estudos conclusivos sobre a ação preventiva dos probióticos no desenvolvimento de alergias a alimentos. Admite-se, no entanto, que a microbiota intestinal tenha papel fundamental na modulação do sistema imunológico da criança. Crianças com alergia a leite de vaca apresentam padrão distinto de microbioma quando comparadas com pares não alérgicos.[9] Mais estudos são necessários antes de se introduzir probióticos na dieta de gestantes, nutrizes ou crianças como forma de prevenção de alergias.

Considerações Finais

Apesar das inúmeras linhas de pesquisa sobre possíveis intervenções que retardasse ou inibisse o aparecimento das alergias alimentares, nenhum resultado definitivo foi obtido até o momento.

As orientações sobre uma dieta saudável na gestante e nos primeiros meses de vida, incluindo o aleitamento materno, são as únicas certezas de que, com um padrão nutricional adequado, diversas doenças podem ser prevenidas.

Referências Bibliográficas

1. Jackson KD, Howie LD, Akinbami LJ. Trends in allergic conditions among children: United States, 1997-2011. NCHS Data Brief. 2013;(121):1-8.
2. Lack G. Update on risk factors for food allergy. J Allergy Clin Immunol. 2012; 129(5):1187-97.
3. Verduci E, Martelli A, Miniello VL, Landi M, Mariani B, Brambilla M et al. Nutrition in the first 1000 days and respiratory health: A descriptive review of the last five years' literature. Allergol Immunopathol (Madr). 2017;45(4):405-413)
4. Netting MJ, Middleton PF, Makrides M. Does maternal diet during pregnancy and lactation affect outcomes in offspring? A systematic review of food-based approaches. Nutrition. 2014;30(11-12):1225-41
5. Rizzo GS, Sen S. Maternal obesity and immune dysregulation in mother and infant: a review of the evidence. Paediatr Respir Rev. 2015;16(4):251-7.
6. Flohr C, Henderson AJ, Kramer MS, Patel R, Thompson J, Rifas-Shiman SL, et al. Effect of an Intervention to Promote Breastfeeding on Asthma, Lung Function, and Atopic Eczema at Age 16 Years: Follow-up of the PROBIT Randomized Trial. JAMA Pediatr. 2018;172(1):e174064.
7. Greer FR, Sicherer SH, Burks W. Committee on Nutrition, Section on Allergy and Immunology. The effects of early nutritional interventions on the development of atopic disease in infants and children: the role of maternal dietary restriction, breastfeeding, hydrolyzed formulas, and timing of introduction of allergenic complementary foods. Pediatrics 2019;143(4).
8. Du Toit G, Roberts G, Sayre PH, et al.: Identifying infants at high risk of peanut allergy: the Learning Early About Peanut Allergy (LEAP) screening study. J Allergy Clin Immunol. 2013; 131(1): 135–43.e1-12.
9. Bunyavanich S, Shen N, Grishin A, Wood R, Burks W, Dawson P, Jones SM, Leung DYM, Sampson H, Sicherer S, Clemente JC. Early-life gut microbiome composition and milk allergy resolution. J Allergy Clin Immunol. 2016;138(4):1122-1130.

Recomendações Nutricionais 13

Wellington Douglas Rocha Rodrigues
Talita Lemos Neves Barreto
Lucila Pereira

Ingestão Dietética de Referência (*Dietary Reference Intakes* – DRI)

Na prática clínica, a avaliação nutricional tem como objetivo detectar problemas nutricionais, visando à promoção ou recuperação da saúde. Para estabelecer o diagnóstico nutricional e tê-lo como base para um planejamento e orientação dietética, há a necessidade de analisar a história clínica, dietética e social, dados antropométricos, bem como dados bioquímicos e interação entre fármacos e nutrientes. Avaliar a ingestão de nutrientes faz parte da avaliação nutricional e, deve ser utilizada para verificar a adequação do consumo alimentar do indivíduo e auxiliar na elaboração da conduta dietoterápica, em conjunto com os outros parâmetros citados.[1]

No intuito de auxiliar no planejamento alimentar e na avaliação da ingestão de nutrientes para indivíduos e ou populações saudáveis, levando em consideração gênero e seu estágio de vida, os comitês de especialistas do *Food and Nutrition Board*, o Institute of Medicine (IOM) da *National Academy of Sciences*, nos Estados Unidos, e o *Health*, no Canadá, desenvolveram publicações de recomendações de ingestão dietética (*Dietary Reference Intakes* – DRI).[2,3] As DRIs englobam quatro tipos de recomendações de nutrientes:

- Necessidade média estimada;
- Ingestão dietética recomendada;
- Ingestão adequada;
- Limite máximo de ingestão tolerável.

Necessidade média estimada (Estimated Average Requirement – EAR)

Valor da ingestão diária de nutriente estimada para atender às necessidades da metade (50%) dos indivíduos saudáveis. A EAR é baseada em um critério específico de adequação e formulada considerando a redução do risco de doenças por deficiência ou excesso de nutrientes, em conjunto com outros parâmetros de saúde. Aplicada para avaliar a adequação da dieta tanto de indivíduos, quanto de grupos de indivíduos saudáveis e, a partir dela, é também calculada a RDA.[2]

Ingestão dietética recomendada (Recommended Dietary Allowance – RDA)

É a quantidade de um nutriente necessária para atender às necessidades quase totais (97 a 98%) dos indivíduos saudáveis. Derivada matematicamente a partir da EAR e do desvio padrão da necessidade do nutriente, a RDA é definida como o valor correspondente a dois desvios padrões acima da necessidade média, ou seja: RDA = EAR + 2DP. Se os dados são insuficientes para estimar o desvio padrão da ingestão, assume-se o coeficiente de variação (CV) de 10%. Nesse caso, de forma simplificada: RDA = 1,2 × EAR. Esse tipo de recomendação deve servir como sugestão de ingestão diária individual e não como padrão de adequação de dietas.[2]

Ingestão adequada (Adequate Intake – AI)

Determinada de forma experimental aproximada da média de ingestão de nutrientes por um grupo ou grupos de indivíduos saudáveis, devido a dados insuficientes para estabelecer a necessidade média estimada (EAR) e, consequentemente, a RDA. Espera-se que a AI exceda a RDA, não sendo possível assim, utilizá-la para verificar a adequação de uma dieta. Usada, quando não é possível determinar a RDA, como uma sugestão de ingestão diária individual de nutriente.[2]

Limite máximo de ingestão tolerável (Tolerable Upper Level – UL)

O mais alto nível de um nutriente que possa ser ingerido, sem que haja eventos adversos à saúde, inclusive dos indivíduos mais vulneráveis. A UL inclui a ingestão de todas as fontes: alimentos, água, suplementos e agentes farmacológicos. Uma ingestão acima da

UL aumenta potencialmente o risco de efeitos prejudiciais à saúde. Assim, este é um nível de ingestão com alta probabilidade de ser tolerado biologicamente, mas não um nível recomendado de ingestão.[2]

O Uso das DRI na Prática

Ao utilizar as DRI, temos que considerar algumas observações. Quando o valor de EAR estiver disponível para um nutriente, é esse valor que deve ser utilizado para fazer uma estimativa de adequação da dieta habitual. A RDA é uma sugestão de ingestão individual, não uma meta a ser atingida, e seu uso não é recomendado para averiguar adequação de dietas. Quando somente o valor de AI estiver disponível, o que se pode concluir é se a ingestão do nutriente está acima deste valor ou não, nenhuma outra conclusão pode ser feita se o valor estiver abaixo da AI. E certificar que o valor de um nutriente não ultrapasse a UL é extremamente importante para assegurar uma ingestão sem malefícios à saúde.[4]

Então, na prática, se a ingestão de um nutriente for menor que a EAR, essa deve ser implementada; se a ingestão permanece entre a EAR e a RDA, há risco de inadequação e, provavelmente, a ingestão deva ser aumentada; e, se a ingestão estiver acima da RDA e um número expressivo de dias tiver sido avaliado, nesse caso, é pouco provável que a ingestão seja inadequada.[5]

Vale lembrar que essas recomendações foram estabelecidas para as populações dos Estados Unidos e do Canadá e, para sua aplicação para a população brasileira, deveremos considerar os dados de ingestão dietética com seu erro associado. E não há valores de referência propostos em situações de doenças.[6]

Isoladamente, a estimativa de ingestão de nutrientes não pode ser usada para avaliar o estado nutricional do indivíduo. Caso haja inadequações na ingestão habitual de algum nutriente, recomenda-se que sejam realizadas avaliações clínicas e/ou bioquímicas complementares para diagnóstico do estado nutricional.[2]

Estimativa da Ingestão Dietética

Existem métodos apropriados para avaliar quantitativamente a ingestão alimentar habitual de um indivíduo, os mais indicados são os registros alimentares e o recordatório de 24 horas. Sugere-se a utilização de vários registros ou, pelo menos, de 3 ou mais dias alternados, contemplando um dia de final de semana, garantindo assim a média de ingestão dos nutrientes, minimizando a sub ou

152 Terapia Nutricional na Alergia Alimentar em Pediatria

a superestimação dos mesmos. Logo, listas fechadas de alimentos como questionário de frequência alimentar não são apropriados para essa finalidade.[2]

Recomendações Nutricionais

É um grande desafio estabelecer os valores recomendados de nutrientes para um indivíduo, e verificar se há alguma condição específica que possa aumentar esses valores é de suma importância para manutenção ou recuperação da saúde.[7] No caso de alergia alimentar, especialmente na fase pediátrica, onde as necessidades do indivíduo são aumentadas, o desafio torna-se ainda maior.

Energia

As necessidades energéticas da criança e do adolescente são representadas pela soma do gasto metabólico basal, da atividade física, da termogênese, do crescimento e do desenvolvimento. Apesar de crianças e adolescentes com alergia alimentar, em sua maioria, apresentarem necessidades nutricionais aumentadas, as recomendações nutricionais são as mesmas de crianças e adolescentes saudáveis.

O gasto energético basal (GEB), também conhecido como taxa metabólica basal (TMB – ver **Tabelas 13.1**, **13.2** e **13.3**), é definido como a necessidade energética para manter as funções celulares e teciduais fundamentais para o funcionamento do organismo.[8]

O gasto energético total (GET) é a quantidade de energia que o ser humano deve consumir em um dia para manter sua composição corporal e sua saúde. É obtido somando-se o GEB ao gasto energético das atividades diárias. O valor energético total (VET) ou valor energético recomendado (VER) é definido como o valor de energia necessário ao indivíduo, que já contém, supostamente, o GEB e GET (consumo diário). (**Tabelas 13.4** a **13.6**)

Tabela 13.1 Taxa Metabólica Basal (DRI, 2002)	
Meninos (3 a 18 anos)	68-(43,3 × idade [a]) + (712 × estatura [m]) + (19,2 × peso [kg])
Meninas (3 a 18 anos)	189-(17,6 × idade [a]) + (625 × estatura [m]) + (7,9 × peso [kg])

Fonte: Institute of Medicine (2002).[9]

Tabela 13.2
Taxa Metabólica Basal (FAO/OMS/ONU, 1985)

Idade (anos)	Meninos	Meninas
0 a 3 anos	60,9 (P) - 54	61 (P) - 51
3 a 10 anos	22,7 (P) + 495	22,5 (P) + 499
10 a 18 anos	17,5 (P) + 651	12,2 (P) + 746
10 a 18 anos*	(16,6 × P) + (77 × E) + 572	(7,4 × P) + (482 × E) + 217

P = peso em kg e E= estatura em metros.
* FAO/OMS/ONU considerando peso e estatura.
Fonte: FAO/OMS/ONU (1985).[10]

Tabela 13.3
Taxa Metabólica Basal (Schofield, 1985)

Idade (anos)	Masculino	Feminino
0 a 3 anos	0,167 (P) + 15,17 (E) – 617,6	16,252 (P) + 10,232 (E) – 413,5
3 a 10 anos	19,59 (P) + 1,303 (E) + 414,9	16,969 (P) + 1,618 (E) + 371,2
10 a 18 anos	16,25 (P) + 1,372 (E) + 515,5	8,365 (P) + 4,65 (E) + 200

P = peso em kg e E = estatura em centímetros.
Fonte: Schofield (1985).[11]

Tabela 13.4
Estimativa de Necessidade Energética (EER) (DRI, 2002)

Idade	EER (kcal/dia) = GET + energia de crescimento
0 a 3 meses*	(89 × peso da criança [kg] − 100) + 175
4 a 6 meses*	(89 × peso da criança [kg] − 100) + 56
7 a 12 meses*	(89 × peso da criança [kg] − 100) + 22
13 a 35 meses*	(89 × peso da criança [kg] − 100) + 20
Meninos	
3 a 8 anos	88,5 − (61,9 × idade (a)) + Atividade Física × {(26,7 × peso [kg]) + (903 × altura [m])} + 20
9 a 18 anos	GET = 88,5 − (61,9 × idade (a)) + Atividade Física × {(26,7 × peso [kg]) + (903 × altura [m])} + 25
Meninas	
3 a 8 anos	135,3 − (30,8 × idade (a)) + Atividade Física × {(10,0 × peso [kg]) + (934 × altura [m])} + 20
9 a 18 anos	GET = 135,3 − (30,8 × idade (a)) + Atividade Física × {(10,0 × peso [kg]) + (934 × altura [m])} + 25

*0 a 35 meses: considerar fórmula do GET para as necessidades basais.
Fonte: Institute of Medicine (2002).[9]

	Sedentário*	Atividade leve **	Ativo***	Muito ativo****
Tabela 13.5 Coeficiente de atividade física (DRI, 2002)				
	NAF 1- 1,39	NAF 1,4- 1,59	NAF 1,6-1,89	NAF 1,9 -2,5
Meninos 3-18 anos	1	1,13	1,26	1,42
Meninas 3-18 anos	1	1,16	1,31	1,56

NAF: nível de atividade física.
*Atividade diária de rotina.
**Atividade diária de rotina + 30 a 60 minutos de atividade moderada diária.
***Atividade diária de rotina + ≥ 60 minutos de atividade moderada diária.
****Atividade diária de rotina + ≥ 60 minutos de atividade moderada diária + 60 minutos de atividade rigorosa ou 120 minutos de atividade moderada.
Fonte: Institute of Medicine (2002).[9]

Tabela 13.6
Valor Energético Total (DRI, 2002)

Faixa etária	Lactentes 0-6 meses	Lactentes 0-12 meses	Lactentes 1-2 anos	Crianças 3-8 anos	Adolescente 9-13 anos	Adolescente 14-18 anos
Gasto energético kcal/dia	M =570	M =743	M=1.046	M=1.742	M =2.279	M =3.152
	F =520	F =676	F =992	F =1.642	F =2.071	F =2.368

Fonte: Institute of Medicine (2002).[9]

As Tabelas 13.7 a 13.9 apresentam o VET de meninos e meninas no primeiro ano de vida, de 1 a 10 anos, de acordo com a idade e atividade física e de 1 a 18 anos, respectivamente, segundo a *Food and Agriculture Organization/World Health Organization/United Nations University.*[12]

Tabela 13.7				
Valor energético total no primeiro ano de vida				
Idade (meses)	**Masculino**		**Feminino**	
	kcal/dia	**kcal/kg/dia**	**kcal/dia**	**kcal/kg/dia**
0 a 1	518	113	464	107
1 a 2	570	104	517	101
2 a 3	596	95	550	94
3 a 4	569	82	537	84
4 a 5	608	81	571	83
5 a 6	639	81	599	82
6 a 7	653	79	604	78
7 a 8	680	79	629	78
8 a 9	702	79	652	78
9 a 10	731	80	676	79
10 a 11	752	80	694	79
11 a 12	775	81	712	79

Fonte: FAO/WHO/ONU (2004).[12]

	Tabela 13.8 Valor energético total de 1 a 10 anos, segundo idade e atividade física					
Idade (anos)	**Masculino (kcal/kg/dia)**			**Feminino (kcal/kg/dia)**		
	Leve	Moderada	Intensa	Leve	Moderada	Intensa
1 a 2		82			80	
2 a 3		84			81	
3 a 4		80			77	
4 a 5		77			74	
5 a 6		75			72	
6 a 7	62	73	84	59	69	80
7 a 8	60	71	81	57	67	77
8 a 9	59	69	79	54	64	73
9 a 10	56	67	76	52	61	70

Fonte: FAO/WHO/ONU (2004).[12]

Tabela 13.9
Valor energético total de 1 a 18 anos

Idade (anos)	Masculino		Feminino	
	kcal/dia	kcal/kg/dia	kcal/dia	kcal/kg/dia
1 a 2	948	82	865	80
2 a 3	1.129	84	1.047	81
3 a 4	1.252	80	1.156	77
4 a 5	1.360	77	1.241	74
5 a 6	1.467	74	1.330	71
6 a 7	1.573	72	1.428	69
7 a 8	1.692	70	1.554	67
8 a 9	1.830	68	1.698	64
9 a 10	1.978	67	1.854	61
10 a 11	2.150	65	2.006	58
11 a 12	2.341	62	2.149	55
12 a 13	2.548	60	2.276	52
13 a 14	2.770	58	2.379	49
14 a 15	2.990	56	2.449	57
15 a 16	3.178	53	2.491	45
16 a 17	3.322	52	2.503	44
17 a 18	3.410	50	2.503	44

Fonte: FAO/WHO/ONU (2004).[12]

Macronutrientes

O Valor Energético Total (VET) da dieta deve estar equilibrado entre carboidratos, lipídios e proteínas (Tabela 13.10). Entretanto, vale ressaltar que o requerimento de proteínas por quilograma de peso corporal é mais elevado na criança do que no adulto (Tabela 13.11). Para que a quantidade de aminoácidos essenciais seja atingida, é necessário que a proteína de alto valor biológico seja de dois terços do total recomendado. A Tabela 13.12 apresenta os valores de referência para macronutrientes, fibra total, ácidos graxos linoleico e linolênico, expressos em grama/dia e ingestão de água total, em L/dia[7] (Tabela 13.13).

Tabela 13.10 Distribuição aceitável de macronutrientes		
Macronutriente	Faixa de distribuição (% de energia)	
	Crianças (1-3 anos)	Crianças (4-18 anos)
Gorduras	30-40	25-35
Ômega-6 (ácido linoleico)	5-10	5-10
Ômega-3 (ácido alfa-linolênico)	0,6-1,2	0,6-1,2
Carboidratos	45-65	45-65
Proteínas	5-20	10-30

Fonte: Institute of Medicine (2002).[9]

Tabela 13.11 Necessidades de proteínas da criança (RDA, 1989)	
Idade	Quantidade (gramas de proteína/kg de peso corporal)
< 6 meses	2,2
6 a 12 meses	1,6
1 a 3 anos	1,2
4 a 6 anos	1,1
7 a 10 anos	1,0

Fonte: RDA (1989).[14]

Tabela 13.12

Ingestão dietética de referência (DRI): valores de referência para macronutrientes

	Carboidratos (g/dia)			Proteína (g/dia)		Gorduras (g/dia)		Ácido linoleico (n-6) (g/dia)		Ácidoalfa-linolênico (n-3) (g/dia)		Fibra total (g/dia)		Água total (L/dia)	
	EAR	RDA/AI	UL	RDA/AI	UL	AI	UL	AI	UL	AI	UL	AI	UL	AI	UL
Lactentes 0 a 6 meses	ND	60*	ND	9,1*	ND	31*	ND	4,4*	ND	0,5*	ND	ND	ND	0,7*	ND
7 a 12 meses	ND	95*	ND	11	ND	30*	ND	4,6*	ND	0,5*	ND	ND	ND	0,8*	ND
Crianças 1 a 3 anos	100	130	ND	13	ND	ND	ND	7*	ND	0,7*	ND	19*	ND	1,3*	ND
4 a 8 anos	100	130	ND	19	ND	ND	ND	10*	ND	0,9*	ND	25*	ND	1,7*	ND
Homens 9 a 13 anos	100	130	ND	34	ND	ND	ND	12*	ND	1,2*	ND	31*	ND	2,4*	ND
14 a 18 anos	100	130	ND	52	ND	ND	ND	16*	ND	1,6*	ND	38*	ND	3,3*	ND
Mulheres 9 a 13 anos	100	130	ND	34	ND	ND	ND	10*	ND	1*	ND	26*	ND	2,1*	ND
14 a 18 anos	100	130	ND	46	ND	ND	ND	11*	ND	1,1*	ND	26*	ND	2,3*	ND
Gravidez 14 a 18 anos	135	175	ND	71	ND	ND	ND	13*	ND	1,4*	ND	28*	ND	3*	ND
Lactação 14 a 18 anos	160	210	ND	71	ND	ND	ND	13*	ND	1,3*	ND	29*	ND	3,8*	ND

ND: não disponível; EAR: estimated average requiriment; RDA: recommended dietary allowances; AI: adequate intake; UL: tolerable upper intake level. Nota: a tabela apresenta os valores de RDA em negrito e os valores AI seguidos de asterisco. Fonte: Institute of Medicine (2002).

162 Terapia Nutricional na Alergia Alimentar em Pediatria

Tabela 13.13 Aporte hídrico para crianças obtido pela equação de Holliday & Segar	
Peso corporal	**Aporte hídrico**
Até 10 kg	100 mL*/kg/dia
De 11 a 20 kg	1.000 mL + 50 mL/kg acima de 10 kg
Acima de 20 kg	1.500 mL + 20 mL/kg acima de 20 kg

Fonte: Holliday& Segar (1957).[15]

Fibras e água

Em 2002, a *Food and Nutrition Board/Institute of Medicine*[9] propôs a seguintes definições para o conceito de fibras:

- **Fibra dietética:** Carboidratos, ligninas e outros macronutrientes não digeríveis que estão presentes de forma natural nos alimentos.
- **Fibra funcional:** Carboidrato não digerível isolado e acrescido nos alimentos, a fim de proporcionar efeitos benéficos na fisiologia humana. Dessa forma, a fibra total consiste na junção das fibras dietéticas com as fibras funcionais.

Além disso, elas ainda podem ser classificadas segundo a sua solubilidade em água, ou seja, solúvel e insolúvel:

- **Fibra solúvel:** Constituída por substância péctica, gomas, hemiceluloses e betaglucanas.
- **Fibra insolúvel:** Constituída por celuloses, lignina e pela maioria das hemiceluloses.

As principais funções das fibras solúveis consistem em reduzir o tempo de trânsito intestinal e atuar na absorção de carboidratos e lipídeos provenientes da dieta. Por sua vez, as fibras insolúveis têm como função aumentar o bolo fecal, acelerar o trânsito intestinal, reduzir o risco de doença gastrointestinal e aumentar a saciedade.[13]

Micronutrientes

As vitaminas, os minerais e os oligoelementos são de fundamental importância para manutenção da saúde, apesar de serem necessários em pequenas quantidades. Atuam no metabolismo intermediário como cofatores ou como parte integral de enzimas e integram o sistema de eliminação de radicais livres de oxigênio. Alguns deles merecem um maior destaque na infância e adolescência e, quando se trata de crianças e adolescentes que possuem alergia alimentar, devido às restrições de alguns alimentos fonte de micronutrientes, a atenção deve ser redobrada.

Cálcio

Durante a infância e a adolescência, o cálcio é considerado essencial para formação óssea por ser tratar de um período crítico de crescimento. O acúmulo de massa óssea durante os anos de rápido crescimento esquelético e a ocorrência do pico de massa óssea repercutem na saúde óssea, reduzindo o risco de osteoporose na idade adulta.[16]

O cálcio é adquirido somente através da ingestão diária de alimentos que o contenham, não sendo produzido de forma endógena.[17] Além disso, o cálcio absorvido da dieta depende do balanço entre a sua ingestão, absorção e excreção. Esses mecanismos são influenciados por fatores que reduzem a sua absorção (fibra, fitato, oxalato, cafeína, gordura, fósforo e ferro) e excreção (fósforo e cinza alcalina) e por outros que aumentam a sua absorção (lactose, carboidratos, lisina e gorduras) e excreção (alimentação, proteína, sódio, cloreto e cinza ácida).[18,19]

Os produtos lácteos possuem alta biodisponibilidade de cálcio, que está relacionada com o conteúdo de vitamina D e com a presença de lactose, os quais são responsáveis por aumentarem a absorção desse mineral no intestino. Além disso, como o pH do leite é alcalino, o cálcio se mantém em suspensão pela formação de caseinato de cálcio, de citrato de cálcio e de um complexo com a lactose, o que resulta em uma melhor absorção de cálcio.[17]

Na infância, o leite e seus derivados representam mais de 50% da ingestão de cálcio. Portanto, crianças e adolescentes com alergia à proteína do leite de vaca (APLV), em que se faz necessária a exclusão desse grupo da alimentação, encontram-se em risco aumentado para deficiência desse micronutriente.[20] Outros alimentos podem contribuir para a ingestão diária de cálcio, como os vegetais de folhas verdes escuras, leguminosas, tofu, ovos, mariscos, nozes e castanhas. No entanto, é importante ressaltar que a biodisponibilidade do cálcio nos alimentos não lácteos é muito inferior, sendo praticamente impossível atingir as recomendações apenas com esses alimentos, sendo necessária a utilização de produtos alternativos enriquecidos com cálcio ou suplementos medicamentosos.[21] A **Tabela 13.14** apresenta uma comparação do conteúdo e absorção do cálcio do leite com o de outras fontes alimentares.

Tabela 13.14
Comparação das fontes de cálcio absorvível com o conteúdo de cálcio do leite

Alimento	Porção (g)	Conteúdo de cálcio (mg)	Absorção (%)	Cálcio absorvível estimado (mg)	Porções equivalentes a 240 mL de leite
Leite	240	300	32,1	96,3	1,0
Queijo cheddar	42	303	32,1	97,2	1,0
Iogurte	240	300	32,1	96,3	1,0
Feijão	172	40,5	24,4	9,9	9,7
Brócolis	71	35	61,3	21,5	4,5
Couve	85	61	49,3	30,1	3,2
Espinafre	85	115	5,1	5,9	16,3
Batata-doce	164	44	22,2	9,8	9,8

Para as folhas, foi considerada porção de ½ xícara (~ 85g de folhas). O cálcio absorvível estimado foi calculado pelo conteúdo de cálcio × absorção.
Fonte: Weaver CM, et al. (1999).[22]

Vitamina D

A vitamina D, representada pelo seu metabólito mais ativo, o calcitriol (1,25-$(OH)_2$D), torna-se essencial durante a infância e adolescência por estar envolvida no crescimento esquelético. A principal função desse hormônio é manter as concentrações séricas de cálcio e fósforo dentro da normalidade, sendo responsável por várias funções metabólicas, dentre elas a mineralização óssea. A vitamina D em níveis séricos normais promove a absorção de 30% do cálcio dietético e em mais de 60-80% em períodos de crescimento, decorrente da alta demanda de cálcio.[23] A deficiência de vitamina D nessa fase da vida pode causar repercussões importantes, como retardo de crescimento, anormalidades ósseas e, consequentemente, o aumento do risco de fraturas na vida adulta.[24]

A pele possui alta capacidade de sintetizar a vitamina D, no entanto, em muitos casos, a exposição solar é insuficiente para atingir as recomendações diárias de vitamina D, pois a sua síntese é afetada por vários fatores, como o grau de pigmentação da pele, latitude, hora do dia, estação do ano, condições climáticas e pela quantidade de superfície do corpo coberta com roupas ou protetor solar.[25]

Além disso, são poucos os alimentos que possuem vitamina D, como óleos de fígado de peixes (atum, linguado, bacalhau), peixes (cavala, sardinha, enguia, arenque e atum), gema de ovo, manteiga, leite e cogumelos. Diante disso, os suplementos dietéticos farmacêuticos ou o consumo de alimentos enriquecidos com a vitamina D tornam-se uma alternativa para o alcance das recomendações nutricionais durante o crescimento.[26] A **Tabela 13.15** apresenta o conteúdo de vitamina D de algumas fontes alimentares.

Com relação à biodisponibilidade da vitamina D, alguns fatores dietéticos têm sido apontados como auxiliares e redutores da mesma. O consumo de leite, em conjunto com alguma fonte natural de vitamina D, pode elevar a sua absorção de 3 a 10 vezes, devido à presença da lactoalbumina. Ácidos graxos de cadeia longa também são considerados facilitadores da sua absorção. Por outro lado, o consumo de etanol e de fibras repercute na redução da sua biodisponibilidade, por promoverem perda biliar.[27]

Atualmente a deficiência de vitamina D tem sido associada a várias doenças imunes, incluindo doenças alérgicas. Estudo observou que a insuficiência de vitamina D, aos 12 meses, está associada com o desenvolvimento de alergia alimentar.[28] No entanto, alguns estudos sugerem que o excesso de vitamina D também pode aumentar o risco do desenvolvimento de alergia alimentar.[29,30] Em metanálise que realizou a suplementação de vitamina D em pacientes com dermatite atópica (DA), foi constatada redução da gravidade e melhora dos sintomas e sinais clínicos da DA.[31] No entanto, os mecanismos específicos relacionados aos efeitos da vitamina D na alergia alimentar ainda não estão claros, sendo necessários mais estudos para maiores esclarecimentos.

Em 2010, um comitê de especialistas do *Institute of Medicine* dos Estados Unidos, órgão responsável pela regulamentação das DRIs para a população geral, realizou a revisão das evidências e a atualização das DRIs referente ao cálcio e à vitamina D (**Tabelas 13.16, 13.17 e 13.18**). No entanto, a determinação dos níveis de ingestão de vitamina D se torna um pouco mais difícil pela mesma não ser obtida somente pelos alimentos, mas também pela pele através da exposição à luz solar. Portanto, o comitê considerou uma exposição mínima ao sol para estabelecimento das novas recomendações para a vitamina D.[32]

Tabela 13.15
Conteúdo de vitamina D em fontes alimentares.

Alimento	Porção	Conteúdo de Vitamina D
Salmão selvagem	100 g	600-1.000 UI de vitamina D_3
Salmão de criação	100 g	100-250 UI de vitamina D_3
Sardinha em conserva	100 g	300 UI de vitamina D_3
Cavala em conserva	100 g	250 UI de vitamina D_3
Atum em conserva	100 g	230 UI de vitamina D_3
Óleo de fígado de bacalhau	5 mL	400-1.000 UI de vitamina D_3
Gema de ovo	1 unidade	20 UI de vitamina D_3
Cogumelos frescos	100 g	100 UI de vitamina D_2
Cogumelos secos ao sol	100 g	1.600 UI de vitamina D_2

Fonte: Adaptada de Holick MF (2007).[33]

Ferro

O ferro possui uma diversidade e uma essencialidade nas funções do organismo. Dentre elas, vale destacar o transporte de oxigênio e dióxido de carbono em diferentes células e tecidos, além de compor diversas enzimas que atuam no processo de respiração celular. Segundo a Organização Mundial da Saúde (OMS), 2,1 milhões de crianças na idade pré-escolar estão em risco de deficiência em ferro, com repercussão no desenvolvimento mental, irritabilidade, dificuldade no aprendizado e redução da capacidade de concentração.[34]

Kvammen et al., com o objetivo de avaliar o estado de micronutrientes e ingestão nutricional de lactentes e crianças com alergia ao leite de vaca (ALV), avaliaram 57 crianças. Os autores destacaram que a deficiência de ferro é a deficiência de micronutriente mais comum na faixa etária pediátrica e que na população de crianças com ALV não é diferente, e essa deficiência tem associação com a introdução tardia de alimentos ricos em ferro, seja ele fonte ou fortificado, como é o caso do grupo das carnes e dos cereais. Além disso, os autores relataram que 13% das crianças avaliadas tinham deficiência de ferro e 9% tinham anemia.[35]

A deficiência desse mineral na infância e na adolescência pode refletir no crescimento e no desenvolvimento desses indivíduos, uma vez que o organismo, nessa fase da vida, necessita do mineral em quantidades mais elevadas devido ao processo de crescimento e desenvolvimento acelerado. A biodisponibilidade do ferro tem relação direta com estado nutricional do indivíduo, além de na forma férrica ou não heme (F^{3+}), sofre influência de alguns fatores como ácido ascórbico e a ação do ácido clorídrico para que possa estar biodisponível para a sua absorção. Os alimentos fontes desse mineral são as carnes vermelhas, carnes de peixe, porco, aves, mariscos, feijões, espinafre e brócolis, dentre outros.[35,36]

As DRIs para o micronutriente ferro são bastante variadas, e isso difere de acordo as necessidades nos diferentes ciclos da vida (**Tabelas 13.16**, **13.17** e **13.18**).

Tabela 13.16 - Ingestão dietética de referência (DRI): valores de referência de inges

Estágio de vida	Vit A (µg/dia)	Vit C (mg/dia)	VitD[a] (µg/dia)	Vit E (mg/dia)	Vit K (µg/dia)	Vit B1 (mg/dia)	Vit B2 (mg/dia)	Vit B3[b] (mg/dia)	Vit B6 (mg/dia)
Lactentes									
0-6 meses	400*	40*	10*	4*	2*	0,2*	0,3*	2*	0,1*
7-12 meses	500*	50*	10*	5*	2,5*	0,3*	0,4*	4*	0,3*
Crianças									
1-3 anos	**300**	**15**	**15**	**6**	30*	**0,5**	**0,5**	**6**	**0,5**
4-8 anos	**400**	**25**	**15**	**7**	55*	**0,6**	**0,6**	**8**	**0,6**
Homens									
9-13 anos	**600**	**45**	**15**	**11**	60*	**0,9**	**0,9**	**12**	**1**
14-18 anos	**900**	**75**	**15**	**15**	75*	**1,2**	**1,3**	**16**	**1,3**
Mulheres									
9-13 anos	**600**	**45**	**15**	**11**	60*	**0,9**	**0,9**	**12**	**1**
14-18 anos	**700**	**65**	**15**	**15**	75*	**1**	**1**	**14**	**1,2**
Gestante									
14-18 anos	**750**	**80**	**15**	**15**	75*	**1,4**	**1,4**	**18**	**1,9**
Lactante									
14-18 anos	**1.200**	**115**	**15**	**19**	75*	**1,4**	**1,6**	**17**	**2**

Vit: vitamina. Nota: a tabela apresenta os valores de RDA em negrito e os valores de AI seguidos de asterisco.
[a] *Como colecalciferol. 1 µg de colecalciferol = 40 UI de vitamina D.*
[b] *Na forma de equivalente de niacina (vitamina B3) (NE): 1 mg de niacina é igual a 60 mg de triptofano.*
[c] *Na forma de equivalente de folato dietético (DFE) = 1 µg de folato dos alimentos ou 0,6 µg de ácido fólico (alimentos fortificados ou suplementos dietéticos) ou 0,5 µg de ácido fólico sintético (suplemento consumido com estômago vazio).*
[d] *Recomenda-se a mulheres em idade fértil o consumo de 400 µg de ácido fólico na forma de alimentos fortificados e/ou suplemento, além da ingestão de alimentos.*

Recomendações Nutricionais

tética recomendada (RDA) e ingestão adequada (AI) para micronutrientes

Folato[c,d] (µg/dia)	Vit B12 (µg/dia)	Ca (mg/dia)	Fe (mg/dia)	Mg (mg/dia)	P (mg/dia)	Se (µg/dia)	Zn (mg/dia)	K (mg/dia)	Na (g/dia)
65*	0,4*	200*	0,27*	30*	100*	15*	2*	0,4*	0,12*
80*	0,5*	260*	11	75*	275*	20*	3	0,7*	0,37*
150	0,9	700	7	80	460	20	3	3*	1*
200	1,2	1.000	10	130	500	30	5	3,8*	1,2*
300	1,8	1.300	8	240	1.250	40	8	4,5*	1,5*
400	2,4	1.300	11	410	1.250	55	11	4,7*	1,5*
300	1,8	1.300	8	240	1.250	40	8	4,5*	1,5*
400	2,4	1.300	15	360	1.250	55	9	4,7*	1,5*
600	2,6	1.300	27	400	1.250	60	12	4,7*	1,5*
500	2,8	1.300	10	360	1.250	70	13	5,1*	1,5*

Fonte: Dietary Reference Intakes for Calcium, Phosphorous, Magnesium, Vitamin D, and Fluoride (1997);Dietary Reference Intakes for Thiamin, Riboflavin, Niacin, Vitamin B6, Folate, Vitamin B12, Pantothenic Acid, Biotin, and Choline (1998); Dietary Reference Intakes for Vitamin C, Vitamin E, Selenium, and Carotenoids (2000); and Dietary Reference Intakes for Vitamin A, Vitamin K, Arsenic, Boron, Chromium, Cooper, Iodine, Iron, Manganese, Molybdenum, Nickel, Silicon, Vanadium, and Zinc (2001); Dietary Reference Intakes for Water, Potassium, Sodium, Chloride, and Sulfate (2004) and Dietary Reference Intakes for calcium and vitamin D (2010).

170 Terapia Nutricional na Alergia Alimentar em Pediatria

Tabela 13.17 - Ingestão dietética de referência (DRI): valores de

Estágio de vida	Vit A (µg/dia)	Vit C (mg/dia)	Vit D[a] (µg/dia)	Vit E (mg/dia)	Vit K (µg/dia)	Vit B1 (mg/dia)	Vit B2 (mg/dia)	Vit B3[b] (mg/dia)	Vit B6 (mg/dia)
Lactentes									
0-6 meses	ND	ND	ND	ND	ND	ND	ND	ND	ND
7-12 meses	ND	ND	ND	ND	ND	ND	ND	ND	ND
Crianças									
1-3 anos	210	13	10	5	ND	0,4	0,4	5	0,4
4-8 anos	275	22	15	6	ND	0,5	0,5	6	0,5
Homens									
9-13 anos	445	39	10	9	ND	0,7	0,8	9	0,8
14-18 anos	630	63	10	12	ND	1	1,1	12	1,1
Mulheres									
9-13 anos	420	39	10	9	ND	0,7	0,8	9	0,8
14-18 anos	485	56	10	12	ND	0,9	0,9	11	1
Gestante									
14-18 anos	530	66	10	12	ND	1,2	1,2	14	1,6
Lactante									
14-18 anos	885	96	10	16	ND	1,2	1,3	13	1,7

ND: não determinado; Vit: vitamina.
[a]Como colecalciferol. 1 µg de colecalciferol = 40 UI de vitamina D.
[b] Na forma de equivalente de niacina (vitamina B3) (NE): 1 mg de niacina é igual a 60 mg de triptofano.
[c] Na forma de equivalente de folato dietético (DFE) = 1 µg de folato dos alimentos ou 0,6 µg de ácido fólico (alimentos fortificados ou suplementos dietéticos) ou 0,5 µg de ácido fólico sintético (suplemento consumido com estômago vazio).
[d] Recomenda-se a mulheres em idade fértil o consumo de 400 µg de ácido fólico na forma de alimentos fortificados e/ou suplemento, além da ingestão de alimentos.

Recomendações Nutricionais **171**

referência da necessidade média estimada (EAR) para micronutrientes									
Folato[c,d] (µg/dia)	Vit B12 (µg/dia)	Ca (mg/dia)	Fe (mg/dia)	Mg (mg/dia)	P (mg/dia)	Se (µg/dia)	Zn (mg/dia)	K (mg/dia)	Na (g/dia)
ND	ND	ND	ND	ND	ND	ND	ND	ND	ND
ND	ND	ND	6,9	ND	ND	ND	2,5	ND	ND
120	0,7	500	3	65	380	17	2,5	ND	ND
160	1	800	4,1	110	405	23	4	ND	ND
250	1,5	1.100	5,9	200	1.055	35	7	ND	ND
330	2	1.100	7,7	340	1.055	45	8,5	ND	ND
250	1,5	1.100	5,7	200	1.055	35	7	ND	ND
330	2	1.100	7,9	300	1.055	45	7,3	ND	ND
520	2,2	1.100	23	335	1.055	49	10,5	ND	ND
450	2,4	1.100	7	300	1.055	59	10,9	ND	ND

Fonte: Dietary Reference Intakes for Calcium, Phosphorous, Magnesium, Vitamin D, and Fluoride (1997);Dietary Reference Intakes for Thiamin, Riboflavin, Niacin, Vitamin B6, Folate, Vitamin B12, Pantothenic Acid, Biotin, and Choline (1998); Dietary Reference Intakes for Vitamin C, Vitamin E, Selenium, and Carotenoids (2000); and Dietary Reference Intakes for Vitamin A, Vitamin K, Arsenic, Boron, Chromium, Cooper, Iodine, Iron, Manganese, Molybdenum, Nickel, Silicon, Vanadium, and Zinc (2001); Dietary Reference Intakes for Water, Potassium, Sodium, Chloride, and Sulfate (2004) and Dietary Reference Intakes for calcium and vitamin D (2010).

172 Terapia Nutricional na Alergia Alimentar em Pediatria

					Tabela 13.18 - Ingestão dietética de referência (DRI): valores ⊂				
Estágio de vida	Vit A (µg/ dia)	Vit C (mg/ dia)	Vit D (µg/ dia)	Vit E (mg/ dia)	Vit K (µg/ dia)	Vit B1 (mg/ dia)	Vit B2 (mg/ dia)	Vit B3ª (mg/ dia)	Vit B6 (mg/ dia)
Lactentes									
0-6 meses	600	ND	25	ND	ND	ND	ND	ND	ND
7-12 meses	600	ND	38	ND	ND	ND	ND	ND	ND
Crianças									
1-3 anos	600	400	63	200	ND	ND	ND	10	30
4-8 anos	900	650	75	300	ND	ND	ND	15	40
Homens e Mulheres									
9-13 anos	1.700	1.200	100	600	ND	ND	ND	20	60
14-18 anos	2.800	1.800	100	800	ND	ND	ND	30	80
Gestante									
14-18 anos	2.800	1.800	100	800	ND	ND	ND	30	80
Lactante									
14-18 anos	2.800	1.800	100	800	ND	ND	ND	30	80

ND: não determinado; Vit: vitamina.
ª Niacina (vitamina B3) e ácido fólico sintético. As ULs se aplicam a todas as formas de suplementos e/ou alimentos fortificados.
ᵇ A UL para magnésio representa somente a ingestão de fármacos e não inclui a ingestão de alimentos e água.

nível superior tolerável de ingestão (UL) para micronutrientes

Folato[a] (µg/dia)	Vit B12 (µg/dia)	Ca (mg/dia)	Fe (mg/dia)	Mg[b] (mg/dia)	P (mg/dia)	Se (µg/dia)	Zn (mg/dia)	K (mg/dia)	Na (g/dia)
ND	ND	1.000	40	ND	ND	45	4	ND	ND
ND	ND	1.500	40	ND	ND	60	5	ND	ND
300	ND	2.500	40	65	3.000	90	7	ND	1,5
400	ND	2.500	40	110	3.000	150	12	ND	1,9
600	ND	3.000	40	350	4.000	280	23	ND	2,2
800	ND	3.000	45	350	4.000	400	34	ND	2,3
800	ND	3.000	45	350	3.500	400	34	ND	2,3
800	ND	3.000	45	350	4.000	400	34	ND	2,3

Fonte: Dietary Reference Intakes for Calcium, Phosphorous, Magnesium, Vitamin D, and Fluoride (1997); Dietary Reference Intakes for Thiamin, Riboflavin, Niacin, Vitamin B6, Folate, Vitamin B12, Pantothenic Acid, Biotin, and Choline (1998); Dietary Reference Intakes for Vitamin C, Vitamin E, Selenium, and Carotenoids (2000); and Dietary Reference Intakes for Vitamin A, Vitamin K, Arsenic, Boron, Chromium, Cooper, Iodine, Iron, Manganese, Molybdenum, Nickel, Silicon, Vanadium, and Zinc (2001); Dietary Reference Intakes for Water, Potassium, Sodium, Chloride, and Sulfate (2004) and Dietary Reference Intakes for calcium and vitamin D (2010).

Zinco

O Zinco (Zn) é um dos micronutrientes mais importantes na nutrição humana, tido como o segundo elemento traço mais abundante no organismo. Dentre as suas funções, o Zn compõe mais de 300 metaloenzimas, essas são responsáveis pela metabolização de macronutrientes e está presente na síntese e degradação de ácidos nucléicos. Ademais, tem a função de cofator enzimático, participa na espermatogênese, no metabolismo da vitamina A, na produção de proteínas, estabilização de macromoléculas, regula a transcrição do DNA, atua na divisão celular, além de armazenar e liberar insulina.[37]

A deficiência deste mineral pode cursar com repercussões mais comuns como anorexia, alterações do paladar, do comportamento, retardo no crescimento, hipogonadismo nos homens, função cognitiva prejudicada, dificuldade de cicatrização, alterações imunológicas e, no lactente, pode repercutir com acrodermatite enteropática.[36]

As principais fontes do mineral são ostras, camarão, carnes bovinas, frango, peixe, cereais integrais, castanhas, legumes e tubérculos.[37]

Kamer et al., com o objetivo de avaliar o papel do Zn, do selênio e a atividade enzimática na patogênese da alergia alimentar (AA), avaliaram 134 crianças, e destacaram que indivíduos com hipersensibilidade alimentar, possuem aumento de mastócitos, eosinófilos e neutrófilos no trato gastrointestinal e que essa exposição ao alérgeno pode desencadear alterações inflamatórias crônicas com aumento das espécies reativas de oxigênio (ERO). Nesse caso, o Zn desempenha um papel fundamental como cofator da enzima superóxido dismutase (SOD) e essa, por sua vez, participa da homeostase do estresse oxidativo. Outro ponto que os autores destacaram foi que as crianças com AA apresentaram menores concentrações de Zn e menor atividade enzimática em comparação ao grupo controle, o que evidencia que crianças com AA possuem uma barreira antioxidante diminuída.[38]

No entanto, para o nosso conhecimento, não existe ensaios clínicos controlados e randomizados com a suplementação de Zn na patogênese da AA, sendo necessários mais estudos para evidenciar melhores desfechos no tratamento da AA.

As recomendações nutricionais para o micronutriente Zn variam de acordo a faixa etária e estão dispostos nas **Tabelas 13.16** a **13.18**.

Vitamina A

A vitamina A é um micronutriente que desempenha um papel importante em seres humanos, especialmente na infância. No século 21, a deficiência de vitamina A foi considerada um grave problema de saúde infantil a ser tratado. A deficiência de vitamina A não está só associada à xeroftalmia, que pode levar à cegueira, mas também afeta o sistema imunológico das crianças, predispondo-as a infecções.[39] Já sua ingestão excessiva e/ou crônica foi associada à perda mineral óssea em animais; no entanto, em humanos ainda não estão bem esclarecidos os efeitos do excesso da vitamina A. Porém, há evidências de mudanças na densidade óssea e risco de fratura de quadril, quando ingerida de fonte animal.[7] A RDA traz a recomendação de vitamina A na atividade equivalente de retinol. Encontrada em fontes de origem animal na forma de retinol e vegetal como provitamina A, suas principais fontes são: leite materno, fígado, gema de ovo, leite, nos vegetais folhosos verdes escuros é encontrada no espinafre, couve, bertalha e mostarda, dentre os vegetais amarelos estão a abóbora e a cenoura e, nas frutas amarelo-alaranjadas, é encontrada no mamão, caju, manga e caqui, além de nos óleos e frutas oleaginosas como buriti, pupunha, dendê e pequi, ricos em provitamina A. Essa, por sua vez, é convertida em vitamina A ativa e possui potente ação antioxidante,[40] diminuindo os efeitos do estresse oxidativo no organismo.

Folato

A principal diferença entre ácido fólico e folato (vitamina B9) é que o ácido fólico é um componente sintético não encontrado na forma *in natura*, que precisa ser metabolizado pelo organismo, depois de ingerido, em folato biologicamente ativo. Já o folato, vitamina B9, pode ser encontrado em alguns alimentos. Porém, o excesso de álcool e o uso de medicamentos anticonvulsivantes, bem como contraceptivos, aumentam o risco de deficiência de folato.[41] A biodisponibilidade do folato é maior que do ácido fólico: 1 μg de folato = 0,6 μg de ácido fólico sintético. Na forma sintética, sua absorção é facilitada em jejum. Na literatura, o papel do folato/ácido fólico é bem definida para a prevenção de defeitos na formação do tubo neural, portanto, todas as mulheres em idade fértil que possuem intuito de engravidar devem ser suplementadas. Além disso, a deficiência de folato pode implicar em deficiência de metilação do DNA e hiper-homocisteína, o que aumenta o risco de aborto espontâneo,

176 Terapia Nutricional na Alergia Alimentar em Pediatria

malformação congênita, trombose, além de favorecer o processo de aterosclerose, no caso da elevação do nível sérico da homocisteína, favorecendo o surgimento de doenças cardiovasculares.[7] Se, de um lado, a deficiência causa danos, o excesso também é prejudicial, por mascarar a deficiência de B12 que tem sido associada a complicações neurológicas e a promoção de câncer colorretal.[42] São boas fontes de folato: alface, aspargos, espinafres, brócolis, feijões, lentilha, ervilhas frescas, beterraba, abacate e mamão.

Referências Bibliográficas

1. Marchioni DML, Junior EV, Cesar CLG, Fisberg RM. Avaliação da adequação da ingestão de nutrients na prática clínica. Rev Nutr. 2011; 24(6):825-832.
2. Marchioni DML, Slater B, Fisberg RM. Aplicação das DietaryReferenceIntakesna avaliação da ingestão de nutrientes para indivíduos. Rev Nutr. 2004; 17(2):207-216.
3. Mahan LK, Escott-Stump S. Krause Alimentos, Nutrição & Dietoterapia. São Paulo: Roca; 2005. p.349-351.
4. Cozzolino SMF, Colli C, Sachs A, Cuppari L, Fisberg RM, Marchioni DML et al. Usos e Aplicações das "Dietary Refetence Intakes" DRIs. São Paulo: ILSI Brasil/SBAN; 2001. p.4-29.
5. Padovani RM, Amaya-Farfán J, Colugnati FAB, Domene SMA. Dietary Reference Intakes: aplicabilidade das tabelas em estudos nutricionais. Rev Nutr. 2006; 19(6):741-760.
6. Oliveira FLC, Leite HP, Sarni ROS, Palma D. Manual de Terapia Nutricional Pediátrica. São Paulo: Monole; 2014. p.3-4.
7. Vitolo MR. Nutrição: da gestação ao envelhecimento. Rio de Janeiro: Rubio; 2015. p.3-13;191-199.
8. Koletzko B. Pediatric nutrition in practice. Basel: Karger; 2008.
9. Institute of Medicine. Dietary reference intakes for energy, carbohydrate, fiber, fat, protein, and amino acids (macronutrients). Washington: National Academy Press, 2002.
10. FAO (Food and Agriculture Organization)/WHO (World Health Organization)/UNU (United Nations University). Energy and protein requirements. WHO Technical Report Series 724, Geneva: WHO, 1985.
11. Schofield, WN. Predicting basal metabolic rate, new standards and review of previous works. Hum Nutri Clin Nutr, v. 39c, n.1s, p. 5-42, 1985.
12. FAO (Food and Agriculture Organization)/WHO (World Health Organization)/UNU (United Nations University). Expert Consultation: Human Energy Requirement. Rome: World Health Organization; 2004.
13. Sá JM, et al. Participação da fibra solúvel no controle glicêmico de indivíduos com diabetes mellitus tipo 2. Nutrire: Revista da Sociedade Brasileira de Alimentação e Nutrição. São Paulo, v. 34, n. 2, p. 229-243, 2009.
14. National Research Council. Recommended dietary allowances. Washington: National Academy Press, 1989.
15. Holliday MA, Segar WE. The maintenance need for water in parenteral fluid therapy. Pediatrics. 1957;19(5):823-32.
16. Hui SL, Slemenda CW, Johnston CC Jr. The contribution of bone loss to postmenopausal osteoporosis. Osteoporos Int. 1990;1(1):30–34.
17. Grudtner VS, Weingrill P, Fernandes AL. Aspectos da absorção no metabolismo do calcio e vitamina D. Rev. Bras. Reumatol. 1997;37:143-51.
18. Joint FAO/WHO Expert Consultation on Human vitamin and mineral requirements. Bangkok; 1998.

Recomendações Nutricionais **177**

19. Food and Nutrition Board and Institute of Medicine. Dietary reference intakes for calcium, phosphorus, magnesium, vitamin D, and fluoride. Washington, DC: National Academy Press; 2002.
20. Christie L. Nutrition basics in food allergy. Curr Allergy Rep. 2001;1(1):80-87.
21. Christie L, Hine RJ, Parker JG, Burks W. Food allergies in children affect nutrient intake and growth. J Am Diet Assoc. 2002;102(11):1648-1651.
22. Weaver CM, Proulx WR, Heaney R. Choices for achieving adequate dietary calcium with a vegetarian diet. Am J ClinNutr. 1999;70 (Suppl):543S-8S.
23. Holick MF. Sunlight and vitamin D for bone health and prevention of autoimmune diseases, cancers and cardiovascular disease. Am J Clin Nutr. 2004; 80:1678S-88S.
24. Holick MF. Vitamin D deficiency. N Engl J Med. 2007;357:266-81.
25. Holick MF. 1994. McCollum Award Lecture, 1994: Vitamin D: New horizons for the 21st century. Am J Clin Nutr. 60:619–630.
26. Newmark HL, Heaney RP, Lachance PA. Should calcium and vitamin D added to the current enrichment program for cereal-grain products? Am J Clin Nutr. 2004; 80:264-70.
27. Mourão DM, Sales NS, Coelho SB, Pinheiro-Santana HM. Biodisponibilidade de vitaminas lipossoluveis. Rev Nutr. 2005; 18:529-39.
28. Allen KJ, Koplin JJ, Ponsonby AL, Gurrin LC, Wake M, Vuillermin P, et al. Vitamin D insufficiency is associated with challenge-proven food allergy in infants. J. Allergy Clin. Immunol. 2013, 131, 1109-1116.e6.
29. Hyppönen E, Berry DJ, Wjst M, Power C. Serum 25-hydroxyvitamin D and IgE – A significant but nonlinear relationship. Allergy 2009, 64, 613-620.
30. Wjst M. Introduction of oral vitamin D supplementation and the rise of the allergy pandemic. Allergy Asthma Clin. Immunol. 2009, 5, 8.
31. Kim MJ, Kim SN, Lee YW, Choe YB, Ahn KJ. Vitamin D Status and Efficacy of Vitamin D Supplementation in Atopic Dermatitis: A Systematic Review and Meta-Analysis. Nutrients. 2016 Dec 3;8(12).
32. Institute of Medicine. Dietary Reference Intakes for Calcium and Vitamin D. Washington, DC: National Academies Press, 2010.
33. Holick MF. Vitamin D deficiency. N Engl J Med. 2007;357(3):266-28.
34. World Health Organization. Guideline: Daily iron supplementation in infants and children. Geneva, 2016.
35. Kvammen JA, Thomassen RA, Eskerud MB, Rugtveit J, Henriksen C. Micronutrient status and nutritional intake in 0-2 year old children consuming a cows' milk exclusion diet. Pediatr Gastroenterol Nutr. 2018; 1-30.
36. Cozzolino, SMF. Biodisponibilidade de nutrientes. São Paulo: Manole; 2011. p. 645-720.
37. Philipi, ST. Pirâmide dos alimentos - Fundamentos básicos da nutrição. São Paulo: Manole; 2008. p. 167-209.
38. Kamer B, Wąsowicz W, Pyziak K, Kamer-Bartosińska A, Jolanta Gromadzińska J, Pasowska R. Role of selenium and zinc in the pathogenesis of food allergy in infants and young children. Arch. Med. Sci. 2012;8:1083-1088.
39. Qi YJ et al. Relationship between deficiencies in vitamin A and E and occurrence of infectious diseases among children. Eur Rev Med Pharmacol Sci. 2016; 20: 5009-5012.
40. Ministério da Saúde. Manual de condutas gerais do Programa Nacional de Suplementação de Vitamina A. Secretaria de Atenção a Saúde – Departamento de Atenção Básica. Brasília: 2013. p. 10.
41. Valentin M, et al. Acid folic and pregnancy: A mandatory supplementation. Ann Endocrinol. (Paris) 2017.
42. Naderi N, House JD. Recent Developments in Folate Nutrition. Adv Food Nutr Rev. 2018; 83: 195-2013.

ANEXOS

Elaine Cristina de Almeida Kotchetkoff
Renata Boaventura Magalhães
Raquel Bicudo Mendonça

Anexo 1

Receitas de Pães Hipoalergênicos
Pão de inhame
Ø – Esta receita não contém farinha de trigo, leite de vaca, ovo e soja.

Ingredientes
½ colher (chá) de açúcar
¾ xícara (chá) + 3 colheres (sopa) de água morna (225 mL)
½ tablete de fermento biológico fresco (ou 1/3 envelope de fermento biológico seco)
1,5 xícara (chá) de *mix* de farinhas*
¼ xícara (chá) de farinha de aveia (sem contaminação com glúten)
1 colher (chá) de CMC** (ou goma xantana)
½ colher (chá) de sal
2 colheres (sopa) de banana amassada
2 colheres (sopa) de óleo
1 colher (chá) de melado de cana
1 colher (chá) de vinagre branco
¼ xícara (chá) de inhame cozido e amassado
Óleo e farinha de aveia para untar a forma

Modo de preparo
1. Em uma vasilha, misture o açúcar, a água e o fermento e deixe descansar por 10 minutos.

2. Enquanto isso, em outra vasilha, misture o *mix* de farinhas, a farinha de aveia, a CMC e o sal. Reserve.
3. Em outra vasilha, misture a banana, o óleo, o melado, o vinagre e o inhame.
4. Após 10 minutos da mistura de fermento descansar, adicione-a à mistura de secos reservada e à mistura de líquidos e pastosos. Com a ajuda de uma espátula, misture bem.
5. Unte uma forma de bolo inglês com óleo e farinha de aveia. Coloque a massa dentro dela, cubra com um pano limpo e deixe descansar em um local quente até dobrar de volume (aproximadamente 1,5 hora).
6. Asse em forno preaquecido a 200 °C nos primeiros 15 minutos. Após isso, diminua para 180 °C até finalizar.

Obs.: a consistência dessa massa é mais mole e pegajosa. Só corte o pão após esfriar completamente.
Mix de farinhas: 3 xícaras (chá) de farinha de arroz + 1 xícara (chá) de fécula de batata + ½ xícara (chá) de polvilho doce (Fonte: Associação dos Celíacos do Brasil, 2014)
**CMC – Carboximetilcelulose – agente espessante

≋ Rendimento: 19 fatias
🕐 Tempo total de preparo: aproximadamente 3 horas
🌢 Grau de dificuldade: médio
✳ Conservação: dura 2 dias em temperatura ambiente ou 1 mês congelado

Tabela 1 – Informação nutricional			
Porção de 25 g (1 fatia)			
	Quantidade por porção	%VD (*) 1-3 anos	% VD (*) 4-6 anos
Valor calórico (Kcal)	61,78	5,88	4,26
Carboidratos (g)	10,67	6,66	4,63
Proteínas (g)	0,93	7,15	4,89
Gorduras totais (g)	1,71	4,75	3,56
Gordura saturada (g)	0,15	1,25	0,88
Colesterol (mg)	---	---	---
Fibra alimentar (g)	0,33	1,65	1,32
Cálcio (mg)	0,96	0,13	0,09

continua

continuação

Ferro (mg)	0,08	1,33	1,33
Zinco (mg)	---	---	---
Vitamina A (mcg)	---	---	---
Sódio (mg)	1,16	0,11	0,09

(*) Valores Diários de Referência com base na recomendação diária para crianças de 1 a 3 anos (1.050 Kcal) e de 4 a 6 anos (1.450 Kcal), segundo a ANVISA.

Pão de cereais com batata

Ø – Esta receita não contém farinha de trigo, leite de vaca, ovo e soja.

Ingredientes

1,5 xícara (chá) de água morna
2/3 de tablete de fermento biológico fresco (10g) - ou 1 colher (chá) de fermento biológico seco
1 colher (sopa) de açúcar
1/3 xícara (chá) de batata cozida amassada
2 colheres (sopa) de óleo
1 colher (chá) de vinagre
½ xícara (chá) de farinha de trigo sarraceno
½ xícara (chá) de farinha de quinoa
½ xícara (chá) de farinha de arroz
½ xícara (chá) de fécula de batata
2 colheres (chá) de CMC (ou goma xantana)
1 colher (chá) de sal
Óleo e farinha de trigo sarraceno para untar a forma

Modo de preparo

1. Em uma vasilha, misture a água, o fermento e o açúcar. Deixe descansar por 10 minutos.
2. Enquanto isso, em outra vasilha, misture a batata, o óleo e o vinagre. Reserve.
3. Em outra vasilha, misture as farinhas, a fécula, a CMC e o sal. Reserve.
4. Após 10 minutos de descanso da mistura de fermento, junte com as demais misturas reservadas. Com a ajuda de uma espátula, misture até ficar homogêneo.
5. Unte uma forma de bolo inglês com óleo e um pouco de farinha de trigo sarraceno. Coloque a massa dentro dela, cubra

com um pano limpo e deixe descansar em um local quente até dobrar de volume (aproximadamente 1 hora).

6. Asse em forno preaquecido a 200 °C nos primeiros 15 minutos. Após isso, diminua para 180 °C até finalizar.

Obs.: a consistência dessa massa é mais mole e pegajosa. Só corte o pão após esfriar completamente.

- ▤ Rendimento: 24 fatias
- ◷ Tempo total de preparo: aproximadamente 2,5 horas
- ⛰ Grau de dificuldade: médio
- ❄ Conservação: dura 3 dias em temperatura ambiente ou 1 mês congelado

Tabela 2 – Informação nutricional			
Porção de 25 g (1 fatia)			
	Quantidade por porção	%VD (*) 1-3 anos	% VD (*) 4-6 anos
Valor calórico (Kcal)	54,12	5,15	3,73
Carboidratos (g)	9,27	5,79	4,03
Proteínas (g)	0,83	6,83	4,36
Gorduras totais (g)	1,52	4,22	3,16
Gordura saturada (g)	0,17	1,41	1,00
Colesterol (mg)	---	---	---
Fibra alimentar (g)	0,47	2,35	1,88
Cálcio (mg)	2,51	0,35	0,25
Ferro (mg)	0,19	3,16	3,16
Zinco (mg)	0,07	1,75	1,4
Vitamina A (mcg)	---	---	---
Sódio (mg)	2,05	0,20	0,17

(*) Valores Diários de Referência com base na recomendação diária para crianças de 1 a 3 anos (1.050 Kcal) e de 4 a 6 anos (1.450 Kcal), segundo a ANVISA.

Pão de coco

Ø – Esta receita não contém farinha de trigo, leite de vaca, ovo e soja

Ingredientes

½ xícara (chá) de água morna
1 colher (sopa) de açúcar

1 tablete de fermento biológico fresco (ou 2/3 do envelope de fermento biológico seco)
1 xícara (chá) de farinha de arroz integral
1 xícara (chá) de fécula de batata
½ xícara (chá) de polvilho doce
½ colher (sopa) de goma xantana
3 colheres (sopa) de açúcar
1 colher (chá) de sal
½ xícara (chá) de coco ralado
1 ½ colher (sopa) de margarina sem leite
1 ½ xícara (chá) de água morna
3 colheres (chá) de coco ralado para polvilhar
Margarina sem leite e farinha de arroz para untar

Modo de preparo

1. Misture ½ xícara (chá) de água morna com 1 colher (sopa) de açúcar e o fermento. Deixe descansar por cerca de 10 minutos (vai formar uma espuma).
2. Enquanto isso, misture a farinha de arroz integral, a fécula de batata, o polvilho doce, a goma xantana, o açúcar, o sal e o coco ralado.
3. Acrescente esses ingredientes secos à mistura do fermento. Mexa bem.
4. Coloque a margarina sem leite e vá acrescentando a água e misturando até obter uma massa mais consistente. (Essa massa não fica igual a de pão para sovar).
5. Cubra com o pano de prato limpo e deixe descansar por cerca de 40 a 50 minutos, até que dobre de tamanho.
6. Unte uma forma de bolo inglês com margarina sem leite e farinha de arroz.
7. Coloque a massa na forma, polvilhe o coco ralado por cima e leve para assar em forno preaquecido a 200 °C por cerca de 50 minutos ou até dourar.

Obs.: a consistência dessa massa é mais mole e pegajosa. Só corte o pão após esfriar completamente.

- Rendimento: 24 fatias
- Tempo total de preparo: aproximadamente 2,5 horas
- Grau de dificuldade: médio
- Conservação: dura 2 dias em temperatura ambiente ou 1 mês congelado

Tabela 3 – Informação nutricional

Porção de 25 g (1 fatia)			
	Quantidade por porção	%VD (*) 1-3 anos	% VD (*) 4-6 anos
Valor calórico (Kcal)	52,93	5,04	3,65
Carboidratos (g)	8,43	5,26	0,84
Proteínas (g)	0,62	4,76	3,26
Gorduras totais (g)	1,87	5,19	3,89
Gordura saturada (g)	0,75	6,25	4,41
Colesterol (mg)	---	---	---
Fibra alimentar (g)	1,18	5,9	4,72
Cálcio (mg)	5,18	0,74	0,51
Ferro (mg)	0,12	2	2
Zinco (mg)	0,03	0,75	0,6
Vitamina A (mcg)	9,68	2,42	2,15
Sódio (mg)	35,37	3,53	2,94

(*) Valores Diários de Referência com base na recomendação diária para crianças de 1 a 3 anos (1.050 Kcal) e de 4 a 6 anos (1.450 Kcal), segundo a ANVISA.

Anexo 2

Receitas Contendo Leite de Vaca e Ovo Processados em Altas Temperaturas

Bolinho (leite de vaca)

Ingredientes

½ xicara (chá) de farinha de trigo
¼ xicara (chá) de açúcar
2 e ½ colheres (sopa) de leite em pó
1 pitada de sal
½ colher (chá) de essência de baunilha
1 ovo
2 colheres (sopa) de óleo
¼ xicara (chá) de água
1 colher (chá) rasa de fermento químico em pó

Modo de preparo

1. Misture a farinha, o açúcar, o leite em pó e o sal. Reserve.

2. Em outra vasilha misture a baunilha, o ovo e o óleo. Adicione essa mistura líquida à mistura seca.
3. Acrescente a água e misture bem. Por último acrescente o fermento.
4. Divida a massa em 6 forminhas de cupcake ou coloque em uma forma untada e enfarinhada e leve ao forno preaquecido a 180 °C. Asse por 30 minutos (para o adequado processamento do leite, é importante seguir à risca o tempo e a temperatura indicados).

Obs.: caso você opte por fazer o bolo em uma forma, depois de assado, divida a massa em 6 partes iguais.

Tabela 4 – Sugestões de sabores	
Sabor	**Ingrediente/quantidade**
Chocolate	Cacau em pó – 1 colher (sopa) cheia
Laranja	Raspas de laranja – 1 colher (sopa)
Limão	Raspas de limão – 1 colher (sopa)
Maçã com canela	Maçã pequena – 1 unidade picada + canela a gosto
Banana com canela	Banana madura – 1 unidade pequena picada + canela a gosto
Coco	Coco ralado – 2 colheres (sopa) rasa
Uva	Uvas passas pretas ou brancas sem semente – 1/3 xícara (chá)

Instruções: *prepare o bolo de acordo com o modo de preparo acima. Escolha um dos sabores e adicione nas quantidades sugeridas quando chegar ao item 3 do modo de preparo.*

Tortinha salgada (leite de vaca)

Ingredientes

1 ovo
2 colheres (sopa) de óleo
¼ xícara (chá) de água em temperatura ambiente
1 pitada de sal
1 pitada de orégano (opcional)
1 colher (sopa) de queijo parmesão ralado
2 colheres (sopa) de leite em pó
½ xícara (chá) de farinha de trigo
1 colher (chá) de fermento químico em pó

Modo de preparo

1. Misture todos os ingredientes líquidos e mexa até homogeneizar.
2. Acrescente os secos e mexa bem.
3. Divida a massa em 6 forminhas de *cupcake* ou coloque em uma forma untada e enfarinhada e leve ao forno preaquecido a 180 °C. Asse por 30 minutos (para o adequado processamento do leite, é importante seguir à risca o tempo e a temperatura indicados).

Obs.: caso você opte por fazer a torta em uma forma, depois de assada, divida a massa em 6 partes iguais.

Tabela 5 – Sugestões de sabores	
Sabor	**Quantidade/ingrediente**
Frango	½ xícara (chá) de frango desfiado e temperado a gosto
Azeitona	1/3 xícara (chá) de azeitonas verdes ou pretas picadas
Atum	½ xícara (chá) de atum em lata temperado a gosto
Carne	½ xícara (chá) de carne moída cozida e temperada a gosto
Legumes	½ xícara (chá) de legumes cozidos e temperados a gosto
Pizza	1/3 xícara (chá) de tomate picado temperado com azeite e orégano

Instruções: *prepare a torta de acordo com o modo de preparo acima. Escolha um dos sabores e adicione nas quantidades sugeridas quando chegar ao item 2 do modo de preparo, ou coloque o recheio por cima da torta, quando espalhar a massa na forma.*

Bolinho (ovo)

Ingredientes

½ xicara (chá) de farinha de trigo
¼ xícara (chá) de açúcar
2 colheres (sopa) de leite em pó (opcional)
1 pitada de sal
½ colher (chá) de essência de baunilha
2 ovos
2 colheres (sopa) de óleo
¼ xicara (chá) de água
1 colher (chá) rasa de fermento químico em pó

Modo de preparo

1. Misture a farinha, o açúcar, o leite em pó e o sal. Reserve.
2. Em outra vasilha misture a baunilha, os ovos e o óleo. Adicione essa mistura liquida à mistura seca.
3. Acrescente a água e misture bem. Por último, acrescente o fermento.
4. Divida a massa em 6 forminhas de *cupcake*, ou coloque em uma forma untada e enfarinhada, e leve ao forno preaquecido a 180 °C. Asse por 30 minutos (para o adequado processamento do ovo, é importante seguir à risca o tempo e a temperatura indicados).

Obs.: caso você opte por fazer o bolo em uma forma, depois de assado, divida a massa em 6 partes iguais.

Sugestões de sabores: vide **Tabela 4**.

Tortinha salgada (ovo)

Ingredientes

2 ovos
2 colheres (sopa) de óleo
¼ xícara (chá) de água em temperatura ambiente
1 pitada de sal
1 pitada de orégano (opcional)
1 colher (sopa) de queijo parmesão ralado (opcional)
2 colheres (sopa) de leite em pó (opcional)
½ xícara (chá) de farinha de trigo
1 colher (chá) de fermento químico em pó

Modo de preparo

1. Misture todos os ingredientes líquidos e mexa até homogeneizar.
2. Acrescente os secos e mexa bem.
3. Divida a massa em 6 forminhas de cupcake, ou coloque em uma forma untada e enfarinhada, e leve ao forno preaquecido a 180 °C. Asse por 30 minutos (para o adequado processamento do ovo, é importante seguir à risca o tempo e a temperatura indicados).

Obs.: caso você opte por fazer a torta em uma forma, depois de assada, divida a massa em 6 partes iguais.

Sugestões de sabores: vide **Tabela 5**.

Anexo 3

Receitas para realizar teste de provocação oral duplo cego placebo controlado (TPODCPC)

TPODCPC para leite de vaca

Receita com alérgeno

Ingredientes

100 mL de leite de vaca fluido com baixo teor de lactose
50 mL de fórmula infantil* ou bebida à base de soja, sabor original, sem flavorizantes
50 mL de néctar de maçã**

Modo de preparo e esquema para fracionamento

1. Junte os ingredientes em um copo e mexa bem até que a mistura fique homogênea.
2. Com o auxílio de uma seringa descartável, dose as porções a serem oferecidas e transfira-as para copos descartáveis, devidamente etiquetados. As porções devem ser de 2, 8, 20, 30, 40, 50 e 50 mL. Mantenha o material tampado e refrigerado até o momento de servir.

*Opções de fórmulas infantis: fórmula à base de aminoácidos livres; fórmula à base de proteína extensamente hidrolisada; fórmula à base de proteína isolada de soja. A escolha é feita com base na dieta habitual do paciente.
**O néctar de maçã poderá ser substituído por suco de fruta natural, de acordo com o hábito alimentar do paciente. Boas opções são polpa de manga, polpa de goiaba ou suco de uva.

Receita com placebo

Ingredientes

100 mL de fórmula infantil ou bebida à base de soja, sabor original, sem flavorizantes
100 mL de néctar de maçã

Modo de preparo e esquema para fracionamento

1. O modo de preparo e esquema para fracionamento das porções são os mesmos descritos na receita com alérgeno, bem como as opções para substituição da fórmula infantil ou do néctar de maçã.

TPODCPC para ovo

Receita com alérgeno

Ingredientes

4 gramas de clara de ovo pasteurizada desidratada
50 mL de água potável
150 mL de suco de maracujá natural*
1 colher (sopa) de açúcar refinado
1 colher (chá) de pó de ágar-ágar (gelatina de algas)

Modo de preparo e esquema para fracionamento

1. Em uma vasilha, coloque a clara de ovo desidratada e, com a ajuda de um fouet (batedor/misturador) ou um garfo, acrescente aos poucos a água potável. Mexa bem até dissolver toda a clara. Mas não bata, para não aerar. Reserve.
2. Em uma panela, misture o suco de maracujá com o açúcar e o ágar-ágar e mexa bem.
3. Leve ao fogo brando, mexendo sempre. Deixe ferver por 3 minutos. Retire do fogo e junte a mistura da clara reservada. Mexa bem.
4. Com o auxílio de uma seringa descartável, dose as porções a serem oferecidas e transfira-as para copos descartáveis, devidamente etiquetados. As porções devem ser de 10, 20, 30, 40, 50 e 50 mL. Mantenha o material tampado e refrigerado até o momento de servir.

Receita com placebo

Ingredientes

200 mL de suco de maracujá natural*
1 colher (sopa) de açúcar refinado
1 colher (chá) de pó de ágar-ágar (gelatina de algas)

Modo de preparo e esquema para fracionamento

1. Com exceção do item 1 e parte do item 3, o modo de preparo e esquema para fracionamento das porções são os mesmos descritos na receita com alérgeno.

*Em um liquidificador ou mixer, bata rapidamente 150 mL de água potável com 2 colheres (sopa) de polpa de maracujá e coe em uma peneira fina.

Obs.: após terminar o preparo, porcione imediatamente, pois a gelatina de algas endurece em temperatura ambiente.

TPODCPC para soja

Receita com alérgeno

Ingredientes

100 mL de bebida à base de soja, sabor original, sem flavorizantes
3 colheres medida de fórmula infantil*
90 mL de néctar de maçã**

Modo de preparo e esquema para fracionamento

1. Junte os ingredientes em um copo e mexa bem até que a mistura fique homogênea.
2. Com o auxílio de uma seringa descartável, dose as porções a serem oferecidas e transfira-as para copos descartáveis, devidamente etiquetados. As porções devem ser de 2, 8, 20, 30, 40, 50 e 50 mL. Mantenha o material tampado e refrigerado até o momento de servir.

*Opções de fórmulas infantis: fórmula à base de aminoácidos livres; fórmula à base de proteína extensamente hidrolisada. A escolha é feita com base na dieta habitual do paciente.
**O néctar de maçã poderá ser substituído por suco de fruta natural, de acordo com o hábito alimentar do paciente. Boas opções são polpa de manga, polpa de goiaba ou suco de uva.

Receita com placebo

Ingredientes

100 mL de fórmula infantil
100 mL de néctar de maçã

Modo de preparo e esquema para fracionamento

1. Instruções: prepare a torta de acordo com o modo de preparo acima. Escolha um dos sabores e adicione nas quantidades sugeridas quando chegar ao item 2 do modo de preparo, ou coloque o recheio por cima da torta, quando espalhar a massa na forma.

TPODCPC para trigo

Receita com alérgeno

Ingredientes

1,5 colheres (sopa) de farinha de trigo
½ colher (sopa) de farinha de arroz
½ colher (sopa) de amido de milho
½ colher (sopa) de fécula de batata
1,5 colher (sopa) de açúcar refinado
1,5 colher (chá) de cacau em pó
1 colher (sopa) de banana nanica ou prata amassada
1 colher (sopa) de óleo vegetal (soja, canola, milho ou girassol)
4 colheres (sopa) de água
5 gotas de essência de baunilha
1 colher (chá) de fermento químico em pó

Modo de preparo e esquema para fracionamento

1. Misture todos os ingredientes em uma caneca até obter uma mistura homogênea. Leve ao forno de micro-ondas por 1 a 3 minutos (tempo varia de acordo com a potência do micro-ondas).
2. Espere esfriar e sirva em porções progressivas. Iniciando com 1 colher de chá e dobrando as porções a cada dose.

Receita com placebo

Ingredientes

1,5 colheres (sopa) de farinha de arroz
1 colher (sopa) de amido de milho
½ colher (sopa) de fécula de batata
1,5 colher (sopa) de açúcar refinado
1,5 colher (chá) de cacau em pó
1 colher (sopa) de banana nanica amassada
1 colher (sopa) de óleo vegetal (soja, canola, milho ou girassol)
4 colheres (sopa) de água
5 gotas de essência de baunilha
1 colher (chá) de fermento químico em pó

Modo de preparo e esquema para fracionamento

1. O modo de preparo e esquema para fracionamento das porções são os mesmos descritos na receita com alérgeno.

Anexo 4

Quantidades de alimentos utilizados em teste de provocação oral

Tabela 6 – Porções recomendadas dos alimentos mais testados em TPO		
Alimento	**Porções dos alimentos recomendada**	**Quantidade de proteína**
Leite	100 mL de leite de vaca fluido	3,6g
	1 colher (sopa) cheia de leite em pó (12 g)	3,1g
	5 medidas de composto lácteo (25 g)	3,4g
	80 mL de iogurte natural integral	3,7g
	2/3 de fatia média de queijo branco (20 g)	3,5g
Ovo	0,5 a 1 ovo cozido ou mexido (25 g-50 g)	3,3g-6,6g
	1 colher (sopa) nivelada de albumina (5 g)	4,1g
Soja	100 mL de bebida de soja original	2,6g
	1 colher (sopa) de alimento à base de soja em pó (10 g)	2,4g
Trigo	3 colheres (sopa) niveladas de farinha de trigo (30 g)	2,9g
	1/2 unidade de pão francês	2,3g

Anexos **193**

Tabela 7 – Tamanho das porções de outros alimentos que podem ser utilizados em TPO	
Alimento	**Quantidade**
Grãos (arroz, milho, trigo, centeio, cevada, aveia)	0,5 a 1 xícara de macarrão ou arroz cozidos
	0,5 a 1 fatia de pão
	1 a 2 colheres (sopa) de cereal
	0,5 a 1 bolinho
Carne	4 a 6 colheres (sopa) de carne cozida
Peixe	4 a 6 colheres (sopa) de peixe cozido
Frutos do mar	4 a 6 colheres (sopa) de marisco
Amendoim	2 colheres (sopa) de manteiga de amendoim
Nozes	30 a 40g de nozes moídas
Sementes	1 a 2 colheres (chá) de sementes
Vegetais	0,5 a 1 xícara de vegetais cozidos
	0,5 a 1 xícara de vegetais folhosos crus
	1 unidade pequena de batata inglesa ou batata doce cozida
Frutas	0,5 a 1 xícara de fruta (crua, cozida ou enlatada)
	0,5 a 1 unidade pequena (maçã, banana, laranja, pera)
	180 a 240 mL de suco de fruta

Fonte: Adaptado de Anna Nowak-Wegrzyn (2009).[1]

Anexo 5

Tabelas para orientação de dietas de restrição de leite de vaca

Tabela 8 – Alimentos e ingredientes que devem ser retirados de dietas isentas de proteína de leite de vaca
Leite e derivados
Leite de vaca, cabra, ovelha e búfala (todos os tipos: desnatado, semidesnatado, integral, reconstituído, evaporado, condensado, em pó, maltado, fermentado, sem lactose, fluído, achocolatado etc.)
Queijos (todos os tipos, inclusive os sem lactose)
Requeijão, cream cheese, cottage
Iogurte (inclusive os sem lactose), bebida láctea, coalhada, petit suisse
Sobremesa láctea

continua

continuação

Nata, coalho, soro do leite
Creme de leite, chantilly, creme azedo
Manteiga (inclusive a Ghee - manteiga clarificada)
Margarina ou creme vegetal com leite
Doce de leite
Ingredientes utilizados pela indústria alimentícia
Caseína
Caseinato (todos os tipos: amônia, cálcio, magnésio, potássio ou sódio)
Composto lácteo
Cultura inicial de ácido lático fermentado em leite ou soro do leite
Estabilizantes com caseinato de sódio
Fermento lácteo
Fosfato de lactoalbumina
Gordura de manteiga, óleo de manteiga, éster de manteiga
Lactoalbumina, lactoglobulina
Lactoferrina
Lactose, lactulose, lactulona
Proteína do soro, *whey protein*
Proteína láctea do soro do leite microparticulada (substituto de gordura)
Soro do leite, sólidos do leite
Soro: isento de lactose, de concentrado de proteínas, desmineralizado

Fonte: Adaptado de FARE (2018).[3]

Tabela 9 – Alimentos industrializados que podem ou não conter leite de vaca
Alguns temperos prontos
Biscoitos e bolachas (com leite)
Chocolates (com leite)
Doces cremosos com leite
Embutidos e frios (alguns salames podem conter leite em pó)
Farinha láctea
Massas congeladas
Mistura para bolo
Nougat (torrone)
Sopas prontas
Sorvete cremoso

Tabela 10 – Preparações que usualmente utilizam leite de vaca como ingrediente

Bolos recheados	Arroz-doce
Cremes	Docinhos de festa (brigadeiro, beijinho)
Doces com chocolate	Pavê
Doces de caramelo	Canjica
Pizza	*Milk shake*
Pudim, flan, mingau, manjar	Preparações gratinadas
Purê e suflê	Legumes *souté*
Salgados	Massa de panqueca
Tortas, pães e massas	Molho branco

Tabela 11 – Ingredientes que podem indicar a presença de leite de vaca

Aroma/sabor queijo	Sabor iogurte
Sabor manteiga	Sabor leite condensado

Tabela 12 – Ingredientes utilizados pela indústria que NÃO possuem as proteínas do leite de vaca

Ácido lático	Leite de coco
Conservador proprionato de cálcio	Cremor tártaro
Estearoil lactil lactato de cálcio ou de sódio	Gordura vegetal hidrogenada
Lactato de sódio e de cálcio	Manteiga de cacau

Tabela 13 – Aditivos utilizados pela indústria que podem conter traços de leite de leite de vaca

Corante
Aroma ou sabor natural de: caramelo, creme de coco, creme de baunilha, doce de leite, iogurte

196 Terapia Nutricional na Alergia Alimentar em Pediatria

Anexo 6

Tabelas para orientação de dietas de restrição de ovo

Tabela 14 – Alimentos e ingredientes que devem ser retirados de dietas isentas de proteínas do ovo

Alimentos	Ingredientes
Clara de ovos	Albumina
Gema de ovos	Clara de ovo liofilizada ou desidratada
Gemada	Globulina
Kani Kama	Lisozima
Lecitina	Ovo em pó
Macarrão com ovos	Ovoalbumina
Maionese com ovos	Ovoglicoprotéina
Marshmallow	Ovomucina
Marzipã	Flavoproteína
Merengue	
Molho holandês	
Nougat (torrone)	
Omelete	
Ovo (galinha, codorna, gansa, pata, perua etc.) cru, cozido, frito, pochê, quente, mexido	
Pães e massas com ovo	
Suspiro	

Tabela 15 – Substitutos do ovo em preparações

Substituto/Quantidade*	Aplicações	Função tecnológica
Água do cozimento de grão-de-bico (3 colheres de sopa)	Preparações que utilizem a clara em neve – ex.: *mousse*	Aerar
Água do cozimento de inhame (3 colheres de sopa)	Preparações que utilizem a clara em neve – ex.: *mousse*	Aerar
Banana amassada (½ unidade média)	Bolos e pães	Aglutinar e crescer
Farinha de araruta (2 colheres de sopa) diluída em (3 colheres de sopa) de água	Gelados e pastas alimentícias	Aglutinar

continua

continuação

Fermento biológico seco (1 colher de chá) diluído em (¼ xícara de chá) de água morna	Pães	Crescer
Fermento químico em pó (1 colher de chá) + água (1 colher de sopa) + vinagre (1 colher de sopa)	Pães, bolos e biscoitos	Crescer
Goma xantana (1 colher de chá)	Bolos, biscoitos e sorvetes	Aglutinar e dar textura
Lecitina de soja em pó (1 colher de sopa)	Preparações que utilizem apenas a gema – ex.: cremes e biscoitos	Emulsificar
Linhaça triturada (1 colher de sopa) diluída em (3 colheres de sopa)	Gelados e pastas alimentícias	Aglutinar
Manteiga de oleaginosas (amendoim, castanhas, etc.) (3 colheres de sopa)	Bolos, biscoitos e pães	Crescer e emulsificar
Óleo (1,5 colher de chá) + água (1,5 colher de sopa) + fermento químico em pó (1 colher de chá)	Bolos, pães	Crescer
Purê de maça (¼ xícara de chá)	Bolos e pães	Aglutinar e crescer

As quantidades dos substitutos são equivalentes a 1 ovo ou 1 clara ou 1 gema. Esses substitutos funcionam bem quando a receita pede até 3 ovos.

Fonte: Adaptado de Araújo et al (2011),[2] FARE (2018),[3] KFA (2018)[4] e Healthline (2018).[5]

Anexo 7

Tabelas para orientação de dietas de restrição de soja

Tabela 16 – Alimentos e preparações que devem ser retirados de dietas isentas de proteínas da soja	
Bebida à base de soja	Natto (pasta de soja fermentada)
Bebida de soro de soja	Proteína vegetal texturizada
Brotos de soja	PTS (proteína de soja texturizada)
Coalhos de soja	Tao-cho

continua

198 Terapia Nutricional na Alergia Alimentar em Pediatria

continuação

Concentrados de proteína de soja	Tao-si
Extrato de soja	Taotjo
Farinha de soja	Tofu (queijo de soja)
Granulado de soja	Tempeh
Grão de soja	Tamari
Iogurte de soja	Shoyu (molho de soja)
Proteína isolada de soja	Semente de soja
Shakes de proteína de soja	Missô
Suco de soja	

Anexo 8

Tabelas para orientação de dietas de restrição de trigo

Tabela 17 – Alimentos e preparações que devem ser retirados de dietas isentas de proteínas do trigo	
Aveia (que não seja livre de contaminação com o glúten)	Hóstia
Bagos integrais de trigo	Malte
Biscoitos e bolachas à base de trigo	Trigo germinado, hidrolisado
Bulgur (grão de trigo parcialmente cozido)	Bebidas maltadas
Farelo de trigo	Waffle à base de trigo
Farinha de Grahan	Cevada
Farinha de rosca	Farinha de cereais
Farinha de trigo	Glúten
Flocos de trigo	Semolina
Gérmen de trigo	Centeio
Macarrão à base de trigo	Pastel à base de trigo
Massas à base de trigo	Seitan (carne vegetal, conhecida como carne de glúten)
Panqueca à base de trigo	Glúten de trigo
Pão de trigo	Extrato de cereais
Pudim de pão	Pizza à base de trigo
Quibe	Cereais matinais à base de trigo

Fórmulas infantis à base de aminoácidos livres

Nome comercial	Alfamino	Neocate LCP	AminoMed	Puramino
Fabricante	**Nestlé**	**Danone**	**ComidaMEd**	**MeadJohnson**
Apresentação	400 g	400 g	400 g	400 g
Reconstituição habitual	1 medida rasa de pó (4,6 g) para 30 mL de água morna previamente fervida	1 colher-medida rasa (4,6 g de pó) para 30 mL de água quente previamente fervida.	1 colher-medida (4,3 g) para 30 mL de água morna previamente fervida	1 medida rasa de pó (4,5 g) para 30 mL de água morna previamente fervida
Proteínas (g/100 mL)	1,9	1,9	1,8	1,9
Fonte proteica	100% aminoácidos livres	100% aminoácidos livres	100% aminoácidos livres	100% aminoácidos livres
Gordura (g/100 mL)	3,4	3,4	3,23	3,6
Fonte de gordura	25% TCM, 22% óleo de girassol de alto teor oleico, 20% óleo de canola, 16% óleo de girassol, 10% oleína de palma, 6% ésteres de mono e diglicerídeos de ácidos graxos com ácido cítrico, 0,5% óleo de C. cohnii rico em DHA e 0,5% óleo de M. alpina rico em ARA	Óleos vegetais, TCM (33%), ARA (Ácido araquidônico) e DHA (Ácido Docosahexaénoico)	Óleos vegetais e óleo de peixe	100% de lipídeos com origem vegetal com adição de TCM (33%)

continua

continuação

Carboidrato (g/100 mL)	7,9	7,2	6,8	7,0
Fonte de carboidrato	2% maltodextrina, 88% xarope de glicose desidratado e 10% amido de batata	Xarope de glicose (100%)	100% maltodextrina	95% Polímeros de glicose e 5% amido
Eletrólitos e Minerais (100 mL)				
Magnésio, mg	6,4	7	8,2	7,4
Cálcio, mg	57	77	64	64
Fósforo, mg	39	55	35	35
Ferro, mg	0,7	0,86	0,79	1,2
Kcal/100 mL	70	67	64	68
Osmolalidade (mOsm/kg H_2O)	330	340	325	350

Legenda: DHA – ácido docosahexaenóico; ARA – ácido araquidônico; TCM – triglicérides de cadeia média.

Fonte: Adaptado de Solé, et al. (2018)[6]

Anexo 10

Alimento à base de aminoácidos para crianças de até 10 anos

Nome comercial	Neo Advance
Fabricante	**Danone**
Apresentação	400 g
Reconstituição habitual	1 colher-medida rasa (25 g de pó) para cada 85 mL de água
Proteínas (g/100 mL)	2,5
Fonte proteica	100% aminoácidos livres
Gordura (g/100 mL)	3,5
Fonte de gordura	100% óleos vegetais
Carboidrato (g/100 mL)	15
Fonte de carboidrato	100% maltodextrina
Eletrolitos e minerais (100 mL)	
Magnésio, mg	13
Cálcio, mg	50
Fósforo, mg	39
Ferro, mg	0,62
Kcal/100 mL	100
Osmolalidade (mOsm/kg H_2O)	610

Fonte: Adaptado de Solé, et al. (2018)[6]

Anexo 11

Mistura à base de aminoácidos para o preparo de mingau a partir do 6ª mês de vida

Nome comercial	Neo Spoon
Fabricante	**Danone**
Apresentação	400 g
Reconstituição habitual	Faixa de 6-12 meses de idade: 6 colheres de medida de pó para 50 mL de água
	Faixa de >12 meses de idade: 8 colheres de medida de pó para 60 mL de água
	(Cada colher medida corresponde a 4,6 g de Neo spoon)

continua

202 Terapia Nutricional na Alergia Alimentar em Pediatria

continuação

Proteínas (g)	Para 6 colheres de medida: 2,2 g
	Para 8 colheres de medida: 3,0 g
Fonte proteica	100% aminoácidos livres
Gordura (g)	Para 6 colheres de medida: 5,2 g
	Para 8 colheres de medida: 7,0 g
Fonte de gordura	Oléos vegetais refinados (óleo de coco não hidrogenado, girassol alto oleico, canola e girassol)
Carboidrato (g)	Para 6 colheres de medida: 19 g
	Para 8 colheres de medida: 25 g
Fonte de carboidrato	Xarope de glicose desidratado*, amido de arroz pré-gelatinizado, açúcar *Fonte de maltodextrina
Eletrólitos e Minerais (por porção)	
Magnésio, mg	Para 6 colheres de medida: 6,3 mg
	Para 8 colheres de medida: 8,5 mg
Cálcio, mg	Para 6 colheres de medida: 198 mg
	Para 8 colheres de medida: 265 mg
Fósforo, mg	Para 6 colheres de medida: 104 mg
	Para 8 colheres de medida: 139 mg
Ferro, mg	Para 6 colheres de medida: 1,8 mg
	Para 8 colheres de medida: 2,4 mg
Kcal por porção	Para 6 colheres de medida: 131 kcal
	Para 8 colheres de medida: 175 kcal
Osmolalidade (mOsm/kg H_2O)	Não referido

Fonte: Adaptado de Solé, et al. (2018)[6]

Fórmulas extensamente hidrolisadas para lactentes

Nome comercial	Aptamil Pepti	Pregomin Pepti	Pregestimil Premium	Nutramigen Premium	Alfaré	Althéra	AlergoMed
Fabricante	**Danone**	**Danone**	**MeadJohnson**	**MeadJohnson**	**Nestlé**	**Nestlé**	**ComidaMEd**
Apresentação	400 g	400 g	454 g	454 g	400 g	450 g	400 g
Reconstituição habitual	1 colher-medida rasa (4,5 g de pó) para cada 30 mL de água morna previamente fervida	1 colher-medida rasa (4,3 g de pó) para cada 30 mL de água morna previamente fervida	1 medida rasa de pó (8,9 g) para cada 60 mL de água morna previamente fervida	1 medida rasa de pó (9 g) para cada 60 mL de água morna previamente fervida	1 medida rasa de pó (4,5 g) para 30 mL de água morna previamente fervida	1 medida rasa de pó (4,4 g) para 30 mL de água morna previamente fervida	1 colher-medida (4,3g) para 30 mL de água morna previamente fervida
Proteínas (g/100 mL)	1,6	1,8	1,9	1,9	1,9	1,7	2
Fonte proteica	Proteína extensamente hidrolisada de soro de leite (80-90% peptídeos e 10 a 20% aminoácidos livres)	Proteína extensamente hidrolisada de soro de leite. Contém nucleotídeos	Proteína extensamente hidrolisada da caseína: 50% aminoácidos livres e 50% di e tripeptídeos (95% menores que 1000 Daltons)	Proteína extensamente hidrolisada da caseína: 50% aminoácidos livres e 50% di e tripeptídeos (95% menores que 1000 Daltons)	100% proteína extensamente hidrolisada do soro do leite de vaca	100% proteína extensamente hidrolisada do soro do leite de vaca	40% proteína da soja, 40% colágeno e 20% aminoácidos livres

continua

Gordura (g/100 mL)	3,5	3,5	3,8	3,6	3,4	3,4	3,7
Fonte de gordura	Óleos vegetais (palma, canola, coco, girassol) ácidos graxos de cadeia longa - LcPUFas (DHA – docosahexaenóico e ARA – araquidônico)	Óleos vegetais (colza, girassol, palma) Contém LcPUFAs – ácidos graxos de cadeia longa (DHA e ARA) 50% de TCM (triglicérides de cadeia média)	100% lipídeos de origem vegetal – com 55% de TCM	100% lipídeos de origem vegetal	39% TCM, 19% óleo de canola, 18% oleína de palma, 12,5% óleo de girassol, 6% ésteres de mono e diglicerídeos de ácidos graxos com ácido cítrico, 4% óleo de girassol de alto teor oleico, 1% óleo de peixe e 0,5% óleo de M. alpina rico em ARA	44% oleína de palma, 20% óleo de canola de baixo teor erúcico, 19% óleo de coco, 10% óleo de girassol, 6% ésteres de mono e diglicerídeos de ácidos graxos com ácido cítrico, 0,5% óleo de M. alpina rico em ARA e 0,5% óleo de C. cohnii rico em DHA	20% palma, 30% girassol e 50% canola
Carboidrato (g/100 mL)	7,1	6,8	7,0	7,0	7,3	7,3	8,1

continua

continuação

Fonte de carboidrato	60% malto-dextrina e 40% lactose	100% maltodex-trina	85% polímeros de glicose, 15% amido	86% polímeros de glicose e 14% amido	89% malto-dextrina e 11% amido de batata	51% malto-dextrina e 49% lactose	83% mal-todextrina, 17% amido de milho pré gelatinizado
Eletrólitos e Minerais (100 mL)							
Magnésio, mg	5,1	5	5,5	5,4	7,8	5,5	9,5
Cálcio, mg	47	50	64	64	51	40	73
Fósforo, mg	26	28	36	35	34	22	40
Ferro, mg	0,53	0,77	1,2	1,2	0,73	0,73	0,87
Kcal/100 mL	66	66	68	68	67	67	74
Osmolalidade (mOsm/kg H20)	280	210	320	300	217	281	206

Legenda: DHA – ácido docosahexaenóico; ARA – ácido araquidônico; TCM – triglicérides de cadeia média.

Fonte: Adaptado de Solé, et al. (2018)[6]

Anexo 13

Fórmula infantil para lactentes e de seguimento para lactentes e/ou crianças de primeira infância à base de proteína hidrolisada de arroz

Nome comercial	Novamil Rice
Fabricante	Biolab
Apresentação	400 g
Reconstituição habitual	1 medida rasa de pó (4,5 g) para 30 mL de água morna previamente fervida
Proteínas (g/100 mL)	1,8
Gordura (g/100 mL)	3,4
Carboidrato (g/100 mL)	7,4
Eletrólitos e Minerais (100 mL)	
Magnésio, mg	6,1
Cálcio, mg	61
Fósforo, mg	34
Ferro, mg	0,8
Kcal/100 mL	68
Osmolalidade (mOsm/kg H_2O)	Não referido

Fonte: Adaptado de Solé, et al. (2018)[6]

Anexo 14

Fórmulas infantil para lactentes e de seguimento à base de soja

Nome comercial	NAN Soy	Aptamil Soja 2
Fabricante	Nestlé	Danone
Apresentação	800 g	400 g
Reconstituição habitual	1 medida rasa (4,4 g de pó) para cada 30 mL de água morna previamente fervida	1 colher-medida rasa (4,8 g de pó) para cada 30 mL de água morna previamente fervida
Proteínas (g/100 mL)	1,8	1,7

continua

continuação

Fonte proteica	Proteína isolada de soja enriquecida com L-Metionina	Proteína isolada de soja
Gordura (g/100 mL)	3,4	3,2
Fonte de gordura	100% gordura vegetal (oleína de palma, óleos de soja e coco)	100% gordura vegetal (óleos de palma, girassol, canola e coco)
Carboidrato (g/100 mL)	7,2	8,1
Fonte de carboidrato	100% Maltodextrina	100% Maltodextrina
Eletrólitos e minerais (100 mL)		
Magnésio, mg	7,9	4,8
Cálcio, mg	70	66
Fósforo, mg	46	37
Ferro, mg	0,7	1,1
Kcal/100 mL	67	68
Osmolalidade (mOsm/kg H_2O)	169	180

Fonte: Adaptado de Solé, et al. (2018)[6]

Anexo 15

Pó para preparo de bebida de soja

Nome comercial	Milnutri Pronutra+ Soja
Fabricante	**Danone**
Apresentação	800 g
Reconstituição habitual	6 colheres-medida ou 3 colheres de sopa (aproximadamente 28 g) em 180 mL de água morna ou fria
Proteínas (Porção de 28 g)	3,4
Fonte proteica	Proteína de soja
Gordura (Porção de 28 g)	6,2
Fonte de gordura	Óleos vegetais (óleos de palma, colza, coco, girassol com alto teor de oleico, milho e girassol)
Carboidrato (Porção de 28 g)	16

continua

continuação

Fonte de carboidrato	Maltodextrina
Eletrólitos e minerais (Porção de 28 g)	
Magnésio, mg	Não consta
Cálcio, mg	190
Fósforo, mg	96
Ferro, mg	2,8
Kcal por porção (28 g)	134
Osmolalidade (mOsm/kg H_2O)	Não referido

Fonte: Adaptado de Solé, et al. (2018)[6]

Anexo 16

Iogurtes à base de soja (composição para 100 mL)

Nome Comercial	Naturis soja	Vida Veg soja (contém Stévia)	Soja Light (contém sucralose)
Fabricante	**Batavo**	**Vida Veg**	**Verde Campo**
Energia, kcal	81,1	59	57,5
Carboidratos, g	13,3	9,5	9
Proteínas, g	3	2,2	2,4
Gorduras totais, g	1,77	1,3	1,3
Cálcio, mg	150	161	150

Fonte: Adaptado de Solé, et al. (2018)[6]

Bebidas à base de soja (composição para 100 mL)

Nome Comercial Fabricante	Ades original Unilever	Purity Original Cocamar	Shefa original Shefa	Soy original Ovelbra	Alimento à base de soja Líder	Naturis Soja Original Batavo	Mais Vita Original Yoki
Energia, kcal	34,5	34	45	41,5	45	39	51
Carboidratos, g	2,4	2,6	5,5	4,6	6	4,5	5
Proteínas, g	2,6	2,2	2,6	2,5	2,5	2,6	2,5
Gorduras totais, g	1,5	1,6	1,5	1,5	1,25	1,2	1,45
Cálcio, mg	120	137,5	120	120	60	120	120

Fonte: Adaptado de Solé, et al. (2018)[6]

Alimentos à base de soja enriquecidos com cálcio (composição para 100 mL)

Nome Comercial	Soymilk Natural	Soymilk Saborizado	Soymilk Ômega	Supra Soy sem lactose Original	Supra Soy sem lactose saborizado	Soy Natu's Original	Soymix Original	Soylait Original	Alimento de soja Original	Alimento de soja Saborizado
Fabricante	Ovelbra	Ovelbra	Ovelbra	Josapar	Josapar	Natu's	Svili	Jasmine	Taeq	Taeq
Preparo (p/ 100 mL de água)	1,5 CS cheia (15 g)	2 CS rasas (20 g)	1 CS cheia (13 g)	1 CS cheia (13 g)	1 CS cheia (15 g)	1,5 CS cheia (15 g)	1,5 CS cheia (15 g)	1,5 CS cheia (17,5 g)	1,5 CS cheia (15 g)	1,5 CS cheia (15 g)
Energia, kcal	73	90,7	57,5	62	62	57	56,5	77,5	50	50
Carboidratos, g	6	11,3	5,5	5	7,5	10	11	10	9	9
Proteínas, g	3,7	3,5	4	3,5	3,3	2,1	1,9	3,25	3,5	3,5
Gorduras totais, g	3,7	3,5	4,1	3	2,1	1	0,95	2,7	0	0
Cálcio, mg	120,5	156,7	150	143,5	216,5	Não referido	126	75	150	150
Ferro, mg	0,9	1,2	Não referido	1,8	2	Não referido	0,36	0,31	Não referido	Não referido

CS = colher de sopa

Fonte: Adaptado de Solé, et al. (2018)[6]

Anexo 19

Alimentos para situações metabólicas especiais para nutrição enteral/oral para crianças de 3 a 10 anos

Nome comercial	Neoforte
Fabricante	**Danone**
Apresentação	400 g
Reconstituição habitual	3 colheres de medida para 90 mL de água (Cada colher medida corresponde a 8,2 g de Neoforte)
Proteínas (g/100 mL)	3,5
Fonte proteica	100% aminoácidos livres
Gordura (g/100 mL)	4,6
Fonte de gordura	Óleos vegetais (TCM 35%)
Carboidrato (g/100 mL)	11
Fonte de carboidrato	Xarope de glicose 86% (fonte de maltodextrina) e sacarose 14%
Eletrólitos e minerais (100 mL)	
Magnésio, mg	17
Cálcio, mg	118
Fósforo, mg	80
Ferro, mg	1,6
Kcal/100 mL	100
Osmolalidade (mOsm/kg H_2O)	Não referido

Fonte: Adaptado de Solé, et al. (2018)[6]

Referências Bibliográficas

1. Nowak-wegrzyn A, Assa'ad AH, Bahna SL, Bock SA, et al. Work group report: oral food challenge testing. J allergy clin immunol. 2009;123(6 suppl):s365-83.
2. Araújo HMC, Ramos KL, Montebello NP, et al. Transformação dos alimentos: ovos. In: Araújo WMC, Montebello NP, Botelho RBA et al. Alquimia dos Alimentos. Brasília: Editora Senac; 2011: 251.
3. [FARE] Food Allergy Research&Education. Disponível em: https://www.foodallergy.org/life-food-allergies/managing-lifes-milestones/home/cooking-and-baking-tips. Acessado em: 22/04/2018.

4. [KFA] Kids with Food Allergies. Disponível em: http://www.kidswithfoodallergies.org/page/egg-allergy-recipe-substitutions.aspx. Acessado em: 22/04/2018.

5. Healthline. Disponível em: https://www.healthline.com/nutrition/egg-substitutes #section10. Acessado em: 22/04/2018.

6. Solé D, Silva LR, Cocco RR, Ferreira CT, Sarni RO, Oliveira LC, et al. Consenso Brasileiro sobre Alergia Alimentar: 2018 - Parte 2 - Diagnóstico, tratamento e prevenção. Documento conjunto elaborado pela Sociedade Brasileira de Pediatria e Associação Brasileira de Alergia e Imunologia. Arq Asma, Alerg e Imunol [Internet]. 2018;2(1):7-38.

ÍNDICE REMISSIVO

A

Absortiometria por dupla emissão de feixes de raios X (DXA), 21
Ácaros, 141
Ácido(s)
   alfa-linolênico, 160
   fólico, 175
   graxos
      essenciais, 24
      ômega 3, 79
      linoleico, 24, 160
      linolênico, 24
Acrodermatite enteropática, 174
Adequate Intake (AI), 150
Água, 162
Albumina sérica, 140-142
Aldolase A, 72
Aleitamento materno, 22, 40, 41,104
   duração do, 147
Alergia alimentar, 1
   a amendoim e castanhas, 63
      diagnóstico, 65
      imunoterapia, 69
      manejo, 67
      orientações sobre a exclusão de, 67
      prevenção, 69
      testes laboratoriais, 66
      tratamento nutricional, 67
   a múltiplos alimentos
      dermatite atópica, 101
      esofagite eosinofílica, 115
   a peixes e frutos do mar, 71, 76
      diagnóstico, 74
         diferencial, 76
      quadro clínico, 73
      terapia nutricional, 76
   associada à dermatite atópica, 102
      dieta de restrição para diagnóstico, 104
      história clínica, 103
      terapia nutricional, 107
      teste de provocação oral, 102, 106
      testes *in vivo* e *in vitro*, 104
   ao leite de vaca, 39, 167
      proteínas do, 22, 163
      desnutrição energético proteica, 46
      terapia nutricional, 39
      tolerância a leite em produtos assados, 47
   ao ovo, 53
   ao trigo, 83-85, 95
   diagnóstico de, 1
   estratégias de prevenção, 146

214 Terapia Nutricional na Alergia Alimentar em Pediatria

grupos de risco, 146
necessidade de
suplementação, 31
prevenção das, 145
tardia a carnes
vermelhas, 142
tratamento da, 19
Alerta de risco nutricional, 20
Alfa-lactoalbumina, 140
Alfa-livetina, 56, 141
Alho, 94
Alimentos
à base de aminoácidos para
crianças de até 10 anos, 201
à base de soja enriquecidos
com cálcio, 210
a serem evitados por
indivíduos com alergia a
peixe, 77
e nutrientes excluídos nas
dietas de eliminação, 125
fontes de nutrientes
antioxidantes, 111
para situações metabólicas
especiais para nutrição
enteral/oral para crianças de
3 a 10 anos, 211
Alterações
do paladar, 174
imunológicas, 174
no metabolismo do cálcio, 21
Amaranto, 90
Amêndoas, 65
Amendoim, 28, 64, 122
Aminoácidos essenciais, 23
Anafilaxia, 101
Anemia, 21
Angioedema, 3, 13, 101
Anorexia, 174
Aporte hídrico, 162
Arenque, 165
Arginina quinase, 141
Arroz, 90

Arsênico inorgânico, 46
Asma, 74, 101
Asma do padeiro, 85
Aspargos, 94
Atum, 165
Aveia, 90
Avelã, 65
Azeite, 90

B

Bacalhau, 165
Baratas, 141
Batata, 90
Bebidas, 105, 106
à base de soja, 209
vegetais, 25, 43, 45
Beta-lactoglobulina, 140
Beterraba, 94
Biodisponibilidade da
vitamina D, 165
Biopsia de intestino delgado, 88
Bolinho
leite de vaca, 184
ovo, 186
Brócolis, 94
Broncoespasmo, 13
Budesonida, 120

C

Cadeia leve de miosina, 141
Cálcio, 30-32, 80, 124, 163-165
Calcitriol, 165
Camarão, 141
Cará, 90
Caranguejo, 141
Carboidratos, 24, 160
Carência nutricional, 136
Carne bovina e leite de vaca
reatividade cruzada, 141
Carnes, 90, 105, 106
Carotenoides, 111

Caseínas, 140
Castanha-do-pará, 65
Castanha-de-caju, 65
Castanhas, 65, 122
Cavala, 165
Cebola, 94
Cefaleia, 94
Centeio, 90
Cereais, 105, 106
Cevada, 90
Clara
    componentes da, 54
    reatividade cruzada, 140
Cobre, 111
Coeficiente de atividade
    física, 155
Cogumelos, 165
Conalbumina, 54
Constipação, 94
Coriza, 13
Corticosteroides tópicos, 120
Crustáceos, 28, 77, 78
    reatividade cruzada, 141
Cupinas, 64

D

Defesa antioxidante, 110
Deficiência
    de ferro, 167
    de folato, 175
    de vitamina
        A, 175
        D, 165
    de zinco, 174
Depressão, 94
Dermatite
    atópica, 4, 20, 53, 54, 74, 85,
        111, 166
    herpetiforme, 87
Desenvolvimento de alérgenos
    recombinantes, 75
Diarreia, 13, 94

Dieta(s)
    baked milk, 47, 48
    de eliminação
        dos 6 alimentos, 122
        empírica, 122, 123
        orientada por teste
            alérgico, 123
    de exclusão do leite de vaca e
        derivados com substituição
        apropriada, 40
    de restrição
        de 4 alimentos, 122
        de leite de vaca, orientação
            de, 193
        de ovo, orientação de, 196
        de soja, orientação de, 197
        de trigo, orientação de, 198
    elementar, 121
    na gestante, 146
    oligoalergênica, 104
    sem glúten, modismo, 92
Dificuldade
    de cicatrização, 174
    em engolir, 4
Dilatações endoscópicas, 121
Dislipidemias, 21
Distensão abdominal, 94
Distribuição aceitável de
    macronutrientes, 160
Distúrbio de memória, 94
Doença
    celíaca, 83, 86, 87, 95
        prognóstico da, 93
    do refluxo gastroesofágico, 117
Dor
    abdominal, 3, 94
    nas articulações e nos
        músculos, 94
Dormência nas pernas ou nos
    braços, 94

E

Endoscopia digestiva alta, 118
Energia, 23, 152

216 Terapia Nutricional na Alergia Alimentar em Pediatria

Enguia, 165

β-enolase, 72

Enzima superóxido dismutase, 174

Ervilha, 90

Escore SCORAD (*scoring atopic dermatitis*), 107

Esofagite eosinofílica, 53, 74, 115
diagnóstico, 116
prognóstico, 126
quadro clínico, 116
terapia nutricional, 121
manejo e monitoramento da, 123
tratamento, 119, 126

Espirros, 13

Estado nutricional, avaliação e diagnóstico do, 19

Estimated Average Requirement (EAR), 150

Estimativa
da ingestão dietética, 151
de necessidade energética, 154

Estresse oxidativo, 110, 111

Estridor laríngeo, 13

Estudo contrastado do esôfago, 119

F

Fadiga, 94

Farinha de trigo, 84

Feijão, 90

Ferro, 80, 167

Fibra(s), 162
dietética, 162
funcional, 162
insolúvel, 162
solúvel, 162

Flatulência, 94

Fluticasona, 120

Folato, 175

Formulações de cálcio, 33

Fórmulas
complementares, 147
de aminoácidos, 122
elementar, 121
extensamente hidrolisadas para lactentes, 203
infantis para lactentes e de seguimento
à base de proteína hidrolisada de arroz, 206
à base de soja, 206
infantis à base
de aminoácidos, 42
livres, 199
de proteína isolada de soja, 41
de proteínas extensamente hidrolisadas, 42

Fósforo, 80, 165

Frutano, 94

Frutas, 90, 105, 106
oleaginosas, 28
reatividade cruzada, 142

Frutos do mar, 73, 122

Função cognitiva prejudicada, 174

G

α-Gal, 142

Galactose-alfa-1,3-galactose, 142

Gasto energético
basal, 152
total, 152

Gastroenteropatias, 53

Gema de ovo, 165
componentes da, 56

Gergelim, 65

Gliadina, 84

Glúten, 83, 84, 86
em medicamentos, 91

Glutenina, 84

Gorduras, 106, 160

Grão-de-bico, 90

H

Hiperemia conjuntival, 13
Hipogonadismo, 174
Hipovitaminoses, 21, 36
Hortaliças, 90, 105, 106

I

Impedância bioelétrica, 21
Imunoglobulina E (IgE), 2, 101
Infestação por *Anisakis simplex*, 76
Infiltração eosinofílica, 117, 118
Inflamação alérgica, 20
Infliximabe, 120
Inhame, 90
Inibidor de bomba de
    prótons, 117, 119
Interpretação da reatividade
    cruzada entre os
    alimentos, 139
Intervenção nutricional, 21
Intolerância
    ao glúten, 83
    ao trigo não celíaca, 83, 93-95
Introdução de alimentos
    sólidos, 147
Iodo, 77, 79
Iogurtes à base de soja, 208
Isoflavonas, 41

L

Lacrimejamento, 13
Lactose, 45
Lagosta, 141
Leite de vaca e derivados, 26, 90,
    122, 140, 163, 165
Lentilha, 90
Limite máximo de ingestão
    tolerável, 150
Linguado, 165
Lisozima, 54, 141
Lula, 141

M

Macadâmia, 65
Macronutrientes, 23, 159
Mal-estar geral, 3
Malte, 90
Mandioca, 90
Manganês, 45
Manteiga, 165
Mariscos, 141
Medidas antropométricas, 29
Melancia, 94
Mepolizumabe, 120
Metais pesados, 25
Micronutrientes, 162
Milete, 90
Milho, 90
Minerais, 25, 162
Moluscos, 77, 78, 141
Monotonia alimentar, 21
Montelucaste, 120

N

Náuseas, 3
Necessidade(s)
    média estimada, 150
    de proteínas da
        criança, 160
Niacina, 79
Nozes, 65

O

Obesidade, 146
Obstrução nasal, 13
Óleos e gorduras, 90, 105, 106
    vegetais, 24
Oligoelementos, 162
Omalizumabe, 120
Ômega 3, 24, 77, 78, 160
Ômega-6, 24,160
Ovo, 27, 90, 122

218 Terapia Nutricional na Alergia Alimentar em Pediatria

cru, 59
extensamente cozido, 59
parcialmente cozido, 59
reatividade cruzada, 140
Ovoalbumina, 140
Ovoalbumina, 54
Ovomucoide, 140
Ovotransferrina, 54, 141

P

Palpitação, 3
Panalérgenos, 142
Pão
de cereais com
batata, 181
de coco, 182
de inhame, 179
hipoalergênicos, 179
Parasitoses, 141
Parvalbumina, 72, 141
Peixes, 28, 72, 122, 165
reatividade cruzada, 141
Pensamento lento, 94
Persistência, 58
Pesquisa de IgE específica ao
alimento, 2
Pistache, 65
Pó para preparo de bebida de
soja, 207
Poliminerais, 35
Polivitamínicos, 35
Polvo, 141
PR-10, 64
Prick test, 2
Princípio da exposição repetida ao
alimento, 22
Probióticos, 110, 148
Produtos baked, 49
Produtos lácteos, 163
Profilinas, 143
Prolaminas, 64, 84, 143
Proteínas, 160

de alto valor biológico, 79
de estocagem, 143
ligadora do cálcio
sarcoplasmático, 141
transportadoras de
lipídeos, 64, 143
Prurido, 101
cutâneo, 4
em orofaringe, 4
labial, 4

Q

Qualidade nutricional da dieta, 21
Quantidades de alimentos
utilizados em teste de
provocação oral, 192
Queimação na língua, 4
Quinoa, 90

R

Raízes, 90, 105, 106
Reação eczematosa tardia, 102
Reatividade cruzada entre
alérgenos, 139, 140
Receitas para realizar teste de
provocação oral duplo cego
placebo controlado, 188
Recomendações
diárias de ingestão (DRI), 125
nutricionais, 149, 152
Reslizumabe, 120
Retardo no crescimento, 174
Retinoides, 111
Retirada do glúten da dieta, 90
Rinite ocupacional, 74
Rinoconjuntivite, 101
Riscos nutricionais, 136
Rubor, 101

S

Sais de cálcio, 124
Sardinha, 165

Selênio, 111
Sementes, reatividade cruzada, 142
Sensação de aperto na garganta, 4
Sensibilidade ao glúten não celíaca, 83, 93-95
Sensibilização ao pólen de bétula, 139
Seroalbumina, 56
Síndrome
  bird-egg, 56
  da alergia oral, 73
  da enterocolite induzida por proteínas alimentares, 74, 129
    diagnóstico, 130
      critérios clínicos, 132
    manejo nutricional, 134
    teste de provocação oral, 133
    tratamento medicamentoso, 135
  escombroide, 76
  gato-porco, 142
  látex-frutas, 142
  ovo-ave, 141
  peixe-frango, 76
Sintomas gastrintestinais, 20
Siri, 141
Soja, 27, 65, 90, 122
Subinflamação, 20
Substitutos de ovo na culinária, 57, 196
Suplementação
  à base de aminoácidos, 35
  de cálcio, 31, 33
  isolados de vitamina D, 34
  nutricional e/ou medicamentosa, 30

T

Taxa metabólica basal, 152
TCP (*tricalcium phosphate*), 45
Temperos, 105, 106
Terapia nutricional, 19

acompanhamento, 29
alergia a peixes e frutos do mar, 76
alergia alimentar associada à dermatite atópica, 107
alergia ao leite de vaca, 39
alergia ao ovo, 56
esofagite eosinofílica, 121
  manejo e monitoramento da, 123
Termo de consentimento livre e esclarecido, 12
Teste(s)
  cutâneo de leitura imediata, 139
  de ativação de basófilos, 66
  de contato de leitura tardia, 2
  de provocação oral, 1, 2
    aberto, 3, 4
      alimento ofertado, 4
      dose(s)
        inicial, 5
        progressivas, 5
      tempo de intervalo entre as doses, 6
    alergia alimentar associada à dermatite atópica, 102, 106
    avaliação do resultado, 12
    check list, 12
    com alimentos cozidos, 14
    duplo-cego placebo controlado, 1, 7
      elaboração de receitas para, 10
      etapas do, 12
      para o leite de vaca, 7
    na avaliação da tolerância, 13
    pós-teste, 13
    pré-teste, 12
    simples cego, 6
    síndrome da enterocolite induzida por proteínas alimentares, 133
  de puntura, 2

Tolerable Upper Level (UL), 150
Tolerância, 58
oral, 136
Tortinha salgada
leite de vaca, 185
ovo, 187
Transgressão à dieta sem
glúten, 91
Trigo, 28, 83, 122
sarraceno, 90
Tropomiosina, 73
Tropomisona, 141
Tubérculos, 90, 105, 106

U

Urticária, 3, 13, 101

V

Vacina
contra febre amarela, 60
tríplice viral, 60

Valor energético
recomendado, 152
total, 152, 156, 159
de 1 a 10 anos, 158
de 1 a 18 anos, 159
no primeiro ano de
vida, 157
Vegetais, 90
Vieiras, 141
Vitamina(s), 25, 162
A, 35, 79, 111, 175
B6, 79
B9, 175
B12, 79
C, 111
D, 34, 35, 79, 109, 124, 165
em fontes alimentares, 166
E, 79, 111
Vômitos, 3

Z

Zinco, 80, 111, 174